AUGUST VON WASSERMANN
(1866–1925)

JÜDISCHE MINIATUREN
Herausgegeben von Hermann Simon

BAND 337 AUGUST VON WASSERMANN

Diese Publikation wurde mit Mitteln des Robert Koch-Instituts und der Georg und Agnes Blumenthal-Stiftung gefördert.

Alle „Jüdische Miniaturen“ sind auch im Abonnement beim Verlag erhältlich.

Die Deutsche Nationalbibliothek verzeichnet diese Publikation in der Deutschen Nationalbibliografie; detaillierte Daten sind im Internet über https://portal.dnb.de/ abrufbar.

Inh. Dr. Nora Pester
Capa-Haus, Jahnallee 61
04177 Leipzig
info@hentrichhentrich.de
www.hentrichhentrich.de

Lektorat: Sonja Surup
Gestaltung: Michaela Weber
Druck: Winterwork, Borsdorf

1. Auflage 2025

Printed in Germany
ISBN 978-3-95565-693-5

BENJAMIN KUNTZ

AUGUST VON WASSERMANN

BAKTERIOLOGE – IMMUNOLOGE – PIONIER DER SERODIAGNOSTIK

HENTRICH & HENTRICH

CENTRUM JUDAICUM

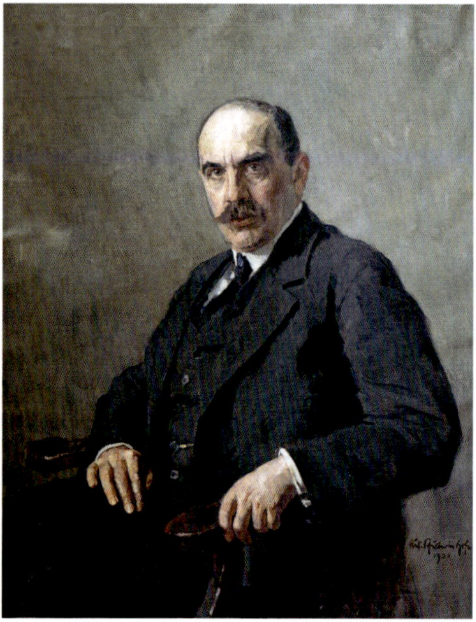

August von Wassermann auf einem 1921 von Rudolf Schulte im Hofe (1865–1928) gemalten Ölporträt

Wie aus Unterlagen des Archivs der Max-Planck-Gesellschaft (AMPG) hervorgeht, bot die Galerie Springer in Berlin das Gemälde aus Privatbesitz im November 1957 dem Max-Planck-Institut für Biochemie zum Kauf an und verkaufte es schließlich im Februar 1958 für 1500 Mark.[1] Es befindet sich heute im Besitz des Max-Planck-Instituts für Biochemie in Martinsried.

1 AMPG, III_084-2_5115.

Inhalt

Einleitung

"I'd rather flunk my Wassermann test
than read a poem by Edgar Guest."

Dieser gereimte Zweizeiler der amerikanischen Schriftstellerin Dorothy Parker (1893–1967) aus den 1920er Jahren bedarf heute sicherlich ein Wort der Erklärung. Zunächst einmal muss man wissen, dass Edgar A. Guest (1881–1959) ein amerikanischer Volksdichter war, dessen populäre Verse zumeist einen optimistischen Blick auf den Alltag der Menschen vermittelten. Parker, die selbst Gedichte und Kurzgeschichten schrieb und als Theater- und Literaturkritikerin für ihren beißenden Sarkasmus berüchtigt war, zählte offenbar nicht zu den Bewunderern seiner Dichtkunst. Immerhin würde sie lieber beim Wassermann-Test durchfallen, als ein Gedicht von ihm zu lesen. Was aber bedeutet es, „beim Wassermann-Test durchzufallen"? Die Zeitgenossen von Dorothy Parker und Edgar Guest werden es gewusst haben. Wer beim Wassermann-Test durchfiel oder „Wassermann-positiv" war, hatte sich mit Syphilis infiziert. Parker ging in ihrer Ablehnung der Arbeit von Guest demnach so weit, dass sie die Diagnose einer gefürchteten Geschlechtskrankheit der Lektüre eines seiner Gedichte vorziehen würde. Welch bitterböses Urteil!

Die vorliegende Jüdische Miniatur ist dem Erfinder und Namensgeber des Wassermann-Tests gewidmet, dem Mediziner und Wissenschaftler August von Wassermann (1866–1925). Der aus einer Bamberger Bankiersfamilie stammende Arzt war nach seinem Studium nach Berlin gekommen und zählte zu den ersten Mitarbeitern des 1891 für Robert Koch (1843–1910) gegründeten Königlich Preußischen Instituts für Infektionskrankheiten. Mehr als 20 Jahre forschte Wassermann am Vorgänger des heutigen Robert Koch-Instituts (RKI) auf dem Gebiet der Bakteriologie und der Immunologie, ehe er 1913 die Leitung des eigens für ihn gegründeten Kaiser-Wilhelm-Instituts für experimentelle Therapie übernahm. Berühmt wurde Wassermann als Pionier der Serologie bzw. der Serodiagnostik. 1906 entwickelte er den ersten Bluttest zum Nachweis der Syphilis, deren Erreger erst ein Jahr zuvor entdeckt worden war. Das nach ihm benannte Verfahren machte den Namen Wassermann nicht nur in medizinischen Kreisen weltweit bekannt.[1] Der polnische Mikrobiologe, Immunologe und Erkenntnistheoretiker Ludwik Fleck (1896–1961) verwendete den Wassermann-Test in seinem philosophischen Hauptwerk über die „Entstehung und Entwicklung einer wissenschaftlichen Tatsache“ als historisches Beispiel für die Produktion wissenschaftlichen

Wissens im Rahmen der von ihm begründeten „Lehre vom Denkstil und Denkkollektiv".[2]

Als August von Wassermann am 16. März 1925 im Alter von nur 59 Jahren starb, zählte er zu den bekanntesten und bedeutendsten Medizinern und Wissenschaftlern in Deutschland. Heute kennen ihn nur noch wenige.[3] Dies mag verschiedene Ursachen haben. Ein Grund dürfte sein, dass er – obwohl er vielfach nominiert wurde – nie den Nobelpreis für seine Forschungen erhalten hat. Ein weiterer Grund ist sicherlich, dass die medizinische Entwicklung vorangeschritten ist: Heutzutage wird in den Laboren dieser Welt der Wassermann-Test zur Syphilisdiagnostik nicht mehr durchgeführt, da modernere und bessere Nachweisverfahren zur Verfügung stehen. Ein möglicher dritter Grund: August von Wassermann war Jude. Die Erinnerung an jüdische Persönlichkeiten – egal ob Künstler, Unternehmer oder Forscher – wurde im Nationalsozialismus bewusst und gezielt unterdrückt. Von Wassermanns Familie wurde verfolgt und ging ins Exil, seine Witwe wurde 1943 in Auschwitz ermordet.

Und so ist diese Biographie der Versuch, anlässlich seines 100. Todestags im Jahr 2025, das Leben und Wirken August von Wassermanns und das Schicksal seiner Familie nachzuzeichnen. Hierfür wurden Nachrufe gesichtet, Veröffentlichungen wie die umfangreiche Dissertation von Peter Krause und der Eintrag von Lutz Sauerteig in der „Neuen Deutschen Biographie“ herangezogen und aufwändige eigene Archivrecherchen durchgeführt.[4] Möge diese reich bebilderte Publikation ein Beitrag gegen das Vergessen sein!

Familiäre Herkunft, Kindheit und Schulzeit in Bamberg

Die Vorfahren der Familie Wassermann siedelten in Regensburg und später in den Orten Harburg und Wallerstein im heutigen Landkreis Donau-Ries (Bayerisch-Schwaben).[5] Ursprünglich im Salz- und Tuchhandel tätig, legte der Urgroßvater August von Wassermanns, Amschel Elkan Wassermann, mit der Namenseintragung seines Geschäftes „A. E. Wassermann“ den Grundstein für das spätere gleichnamige Bankhaus.[6] Der Großvater Samuel Amschel Wassermann führte den Handel mit Ellen- und Lederwaren fort und heiratete 1834 die aus Bamberg stammende Caroline Eger. Aufgrund der Mitte des 19. Jahrhunderts in Bayern noch geltenden Matrikelordnung und der damit einhergehenden gesetzlichen Einschränkungen der Freizügigkeit und Niederlassungsfreiheit jüdischer Familien, erfolgte der angestrebte Umzug nach Bamberg erst im Jahr 1849. Aus der

Warenhandlung wurde im Laufe der 1850er und 1860er Jahre ein Bankgeschäft. Doch erst die beiden noch in Wallerstein geborenen Söhne von Samuel Amschel Wassermann, August von Wassermanns Vater Angelo und dessen Bruder Emil, machten das Bankhaus, das sie 1880 als offene Handelsgesellschaft formal neu gründeten, zu einer überregional bekannten Adresse mit internationaler Bedeutung.[7]
Die Bank entwickelte sich zu einem wichtigen Partner der oberfränkischen Industrie, indem sie Kapital beschaffte, Kredite finanzierte und Firmengründungen förderte. Darüber hinaus stand sie in königlich bayerischen Diensten und erwarb insbesondere in Krisensituationen das Vertrauen der bayerischen Regierung.[8] Neben dem Bamberger Stammhaus unterhielt sie seit 1889 eine Filiale in Berlin sowie später internationale Vertretungen in Brüssel, London und Wien, die zumeist von Familienmitgliedern geleitet wurden. 1910 wurden Angelo Wassermann und seine Nachkommen in den erblichen Adelsstand erhoben (daher ab diesem Jahr auch August von Wassermann), nachdem sowohl Angelo als auch sein Bruder Emil im Jahr zuvor bereits zu Königlich Bayerischen Hofbankiers ernannt worden waren.
August Paul Wassermann wurde am 21. Februar 1866 im Haus seines Großvaters in der Langgasse 26 (heute Lange Straße 26) in Bamberg geboren.[9] Er wuchs

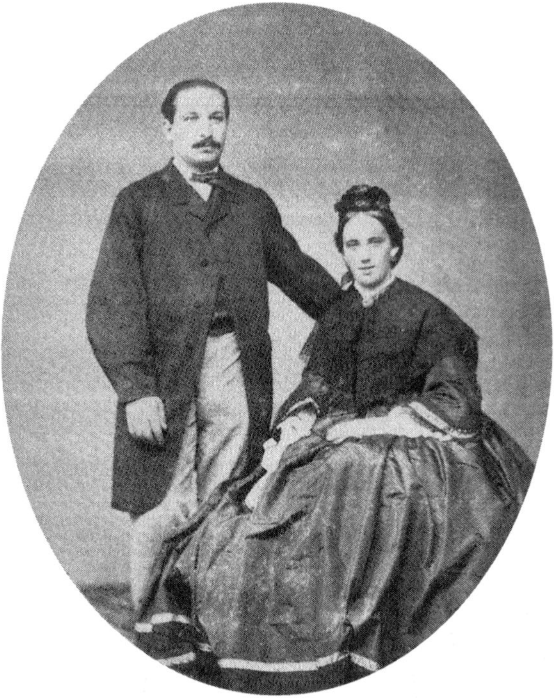

Die Eltern Angelo und Dora Wassermann

mit zwei Brüdern auf, dem älteren Max (geb. 1863) und dem jüngeren Eugen (geb. 1870). Zwei weitere Brüder starben als Säuglinge.[10] Die Hochzeit der Eltern Angelo Wassermann und Dora Bauer hatte am

7. Januar 1862 in Donauwörth stattgefunden. 1877 ließ Vater Angelo durch den Maurermeister Kaspar Dennefeld (1834–1916) eine prächtige Stadtvilla in der Hainstraße 19 erbauen, in der seine Familie fortan wohnte.[11] Das Gebäude ist ebenso erhalten wie die nur 600 Meter entfernte „Villa Wassermann“ in der heutigen Willy-Lessing-Straße 1 (früher Sophienstraße 1) unweit des Schönleinsplatzes, in dem sich seit 1903 das Stammhaus der Bank A. E. Wassermann befand.[12]

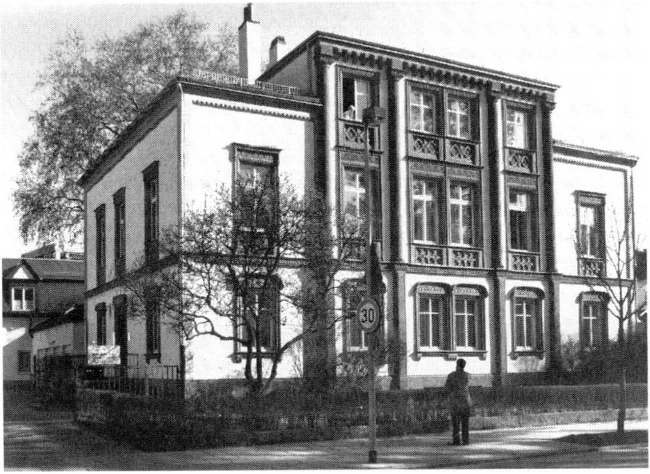

Das ehemalige Wohnhaus der Familie Wassermann
in der Hainstraße 19 in Bamberg

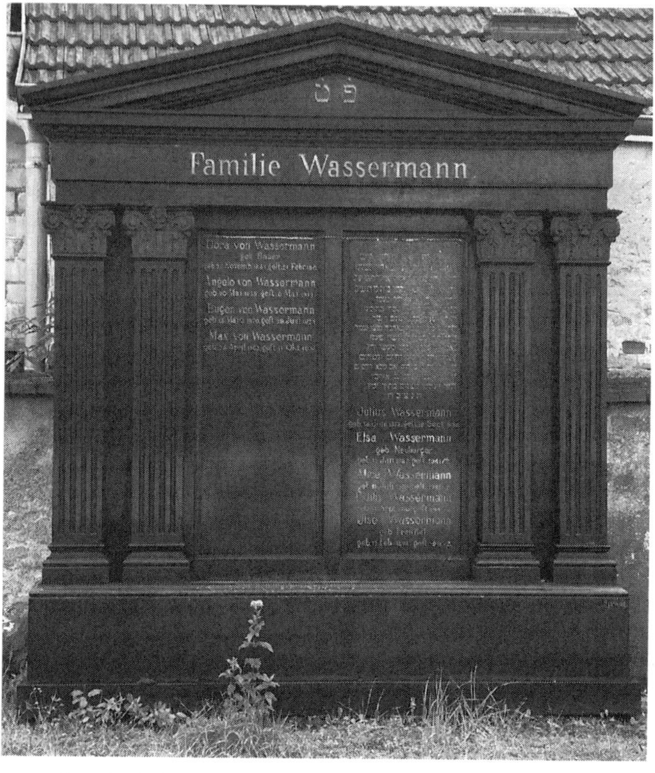

Das Grab der Familie Wassermann auf dem Friedhof der Israelitischen Kultusgemeinde Bamberg, in dem neben den Eltern auch die beiden Brüder von August von Wassermann bestattet wurden

Im Jahr der Reichsgründung 1871 hatte Bamberg etwa 25 000 Einwohner und eine der ältesten jüdischen Gemeinden Deutschlands.[13] August Wassermann besuchte die Königliche Studienanstalt in seiner Heimatstadt, das heutige Kaiser-Heinrich-Gymnasium.[14] An diesem humanistischen Gymnasium bestand er als einer von zwei jüdischen Schülern unter insgesamt 31 Abiturienten im Juli 1884 die Reifeprüfung.[15]

Medizinstudium und Militärdienst

Zum Wintersemester 1884/85 nahm August Wassermann sein Medizinstudium an der Königlich Bayerischen Friedrich-Alexanders-Universität Erlangen auf. Nach vier Semestern absolvierte er die ärztliche Vorprüfung mit dem Prädikat „sehr gut".[16] Im Erlanger Universitätsarchiv sind ein Verzeichnis der von Wassermann besuchten Vorlesungen sowie ein Sittenzeugnis erhalten. Beide Dokumente wurden anlässlich seines Fortgangs aus Erlangen am 7. August 1886 ausgestellt.[17]

Wassermann wechselte an die Kaiser-Wilhelms-Universität in Straßburg. Im Wintersemester 1887/88 war er zwar offiziell an der Ludwig-Maximilians-Universität zu München immatrikuliert, doch wahrscheinlich besuchte er dort keine Vorlesungen. Vielmehr leistete

er 1887 in München seinen Militärdienst beim Königlich Bayerischen 2. Infanterie-Regiment ab.
Zurück in Straßburg bestand er 1889 das Examen und erhielt die Approbation. Bereits ein Jahr zuvor wurde er mit einer Arbeit „Ueber die Wirkung des Sulfonals" – eines seinerzeit neu eingeführten Schlafmittels, das in der Folge auch zur Behandlung psychisch Kranker eingesetzt wurde – promoviert. Betreut wurde Wassermanns Dissertation, die er „seinen lieben Eltern in Liebe und Dankbarkeit" widmete, von dem angesehenen Straßburger Internisten Bernhard Naunyn (1839–1925).

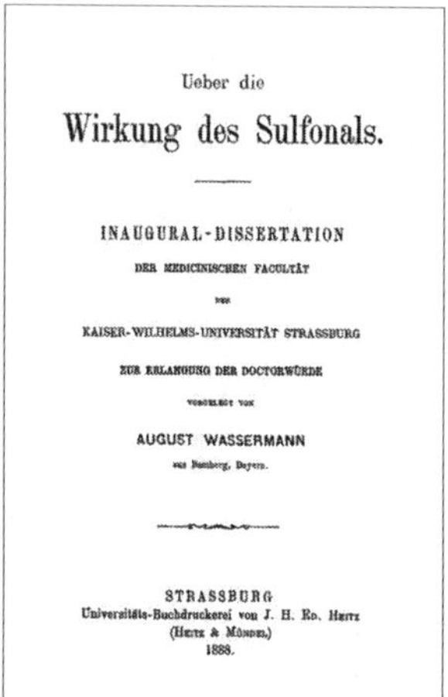
Ueber die
Wirkung des Sulfonals.

INAUGURAL-DISSERTATION
DER MEDICINISCHEN FACULTÄT
[illegible]
KAISER-WILHELMS-UNIVERSITÄT STRASSBURG
ZUR ERLANGUNG DER DOCTORWÜRDE
VORGELEGT VON
AUGUST WASSERMANN
aus Bamberg, Bayern.

STRASSBURG
Universitäts-Buchdruckerei von J. H. Ed. Heitz
(Heitz & Mündel.)
1888.

Titelblatt der Dissertation von August Wassermann

Im Sommer 1889 lebte Wassermann für kurze Zeit in Wien, um sich bei Ernst Ludwig (1842–1915) in physiologischer Chemie fortzubilden. Anschließend ging er nach Berlin, um als einjährig-freiwilliger Arzt beim 2. Garde-Ulanen-Regiment, einem Kavallerieverband der Preußischen Armee, zu dienen.[18]

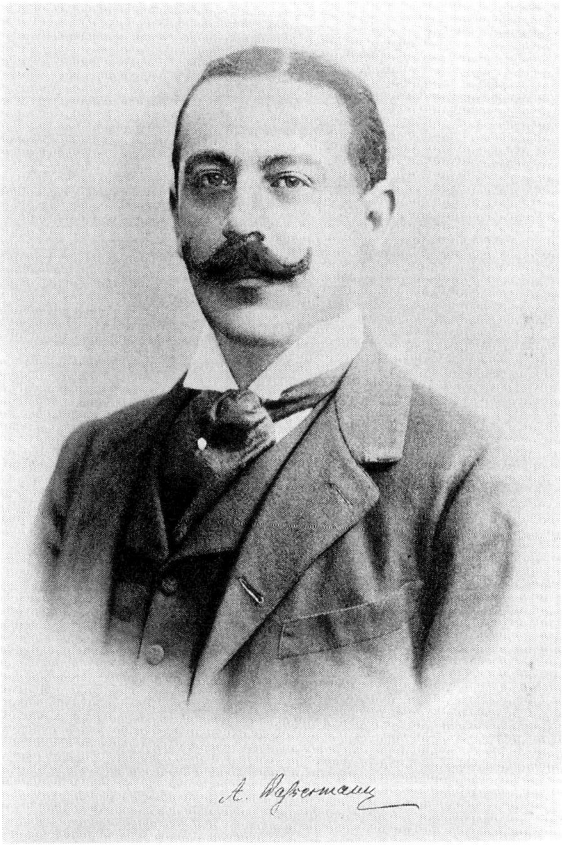

August Wassermann als junger Wissenschaftler
auf einer undatierten Porträtaufnahme mit Unterschrift

Mitarbeiter von Robert Koch am Berliner Hygiene-Institut und am Königlich Preußischen Institut für Infektionskrankheiten

Ende des 19. Jahrhunderts war Berlin das Zentrum des medizinischen Fortschritts. Ärzte und Wissenschaftler aus aller Welt pilgerten in die Hauptstadt des Deutschen Reiches, um von den führenden Vertretern ihres jeweiligen Faches zu lernen. Im August 1890 fand der X. Internationale Medizinkongress mit über 5000 Forschern aus 40 Ländern in Berlin statt, auf dem der bereits weltberühmte Bakteriologe Robert Koch verkündete, ein Heilmittel gegen Tuberkulose gefunden zu haben.[19]

Auch August Wassermann beabsichtigte, sich in Berlin auf dem Gebiet der Bakteriologie fortzubilden. Der 24-Jährige bewarb sich im Herbst 1890 bei Koch, dem Direktor des Hygiene-Instituts der Friedrich-Wilhelms-Universität, um eine Anstellung – und wurde zunächst abgewiesen. Beim Verlassen des Institutsgebäudes in der Klosterstraße traf er jedoch auf Bernhard Proskauer (1851–1915), den Leiter der Chemischen Abteilung im Hygiene-Institut.[20] Dieser bot ihm kurzerhand eine Praktikantenstelle in seinem Laboratorium an, eine Chance, die Wassermann umgehend ergriff.[21] Gemeinsam veröffentlichten die beiden im April 1891 einen Artikel in der *Deutschen Medicinischen Wochenschrift*, in dem sie sich mit den von Diphtheriebazillen erzeugten Giftstoffen auseinandersetzten.[22]

Als im Juli 1891 das eigens für Koch errichtete Königlich Preußische Institut für Infektionskrankheiten – das heutige Robert Koch-Institut (RKI) – in unmittelbarer Nähe der Charité den Betrieb aufnahm, wechselten zahlreiche Mitarbeiter des Hygiene-Instituts, darunter Proskauer und Wassermann, an das neue Institut. Dieses bestand in den Anfangsjahren lediglich aus einem umfunktionierten Wohngebäude, aufgrund seines dreieckigen Grundrisses auch „Triangel" genannt, in dem die Wissenschaftliche Abteilung und die benötigten Labore untergebracht waren, sowie aus einer Krankenabteilung, für die mehrere Infektionsbaracken zur Behandlung von Patienten mit Infektionskrankheiten gebaut worden waren.

In den folgenden Jahren war Wassermann als unbesoldeter Assistent vor allem auf der von Ludwig Brieger (1849–1919) geleiteten Krankenabteilung des Instituts tätig. Zusammen mit Brieger und dem japanischen Forscher Shibasaburō Kitasato (1853–1931) veröffentlichte er 1892 einen Aufsatz „Ueber Immunität und Giftfestigung" in der von Koch mitbegründeten *Zeitschrift für Hygiene und Infektionskrankheiten*. Ein Jahr später erschienen in der gleichen Zeitschrift

„Untersuchungen über das Wesen der Choleraimmunität" von Wassermann und Richard Pfeiffer (1858–1945), dem Vorsteher der Wissenschaftlichen Abteilung des Instituts. Die Cholera, die 1892 in Hamburg verheerend gewütet hatte, und danach in mehreren Orten in Deutschland ausgebrochen war, beschäftigte Wassermann in der Folgezeit auch in seiner Funktion als Assistenzarzt auf der Krankenabteilung des Instituts. In einem später verfassten Lebenslauf schrieb er: „Während der Cholera-Epidemie 1893–1894 wurde ich seitens des Ministeriums zum Cholera-Assistenten ernannt und hatte als solcher die meisten Cholerafälle in Berlin zu behandeln und an den prophylactischen Maßnahmen gegenüber der Cholera teilzunehmen."[23]
Dass Wassermann auch von Koch persönlich beeinflusst wurde, lässt sich anhand der Dankesworte am Ende eines Aufsatzes belegen, den Wassermann 1894 über die Tuberkulose im frühen Kindesalter publiziert hatte: „Zum Schlusse ist es mir eine Pflicht, meinem hochverehrten Chef, Hrn. Geheimrath R. Koch, für die Anregung und die überaus werthvollen Rathschläge zu dieser Arbeit meinen ergebensten Dank auszusprechen."[24]
Zu den bekanntesten Mitarbeitern Kochs zählten in den Anfangsjahren des Instituts für Infektionskrankheiten die beiden späteren Nobelpreisträger Emil von Behring (1854–1917) und Paul Ehrlich (1854–1915).

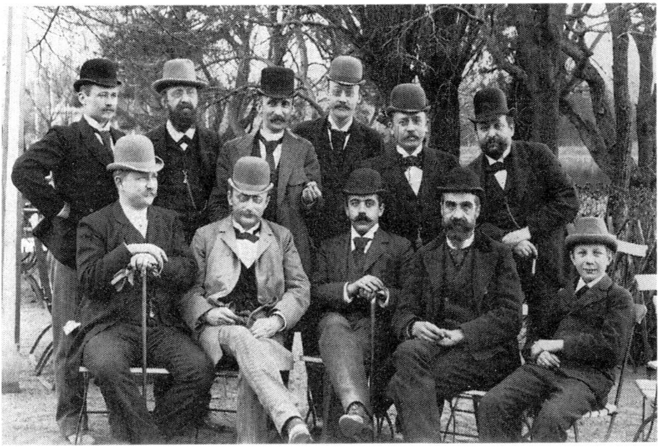

August Wassermann (in der ersten Reihe mittig sitzend auf einen Spazierstock gestützt) auf einem undatierten Foto mit Mitarbeitenden des Instituts für Infektionskrankheiten, links neben ihm Ludwig Brieger und Richard Pfeiffer (letzterer ebenfalls auf einen Spazierstock gestützt). Sein Mentor Bernhard Proskauer steht in der hinteren Reihe rechts außen.

Beide waren jedoch nur kurze Zeit bei Koch tätig, ehe sie ihre Forschungen andernorts fortsetzten (Behring ab 1894 zunächst in Halle, später in Marburg und Ehrlich ab 1896 zunächst in Steglitz, später in Frankfurt am Main). Behring und Kitasato hatten 1890 einen bahnbrechenden Aufsatz „Ueber das Zustandekommen der Diphtherie-Immunität und der Tetanus-Immunität bei Thieren" veröffentlicht, in dem sie

auf das Vorkommen spezifischer Antitoxine im Blut erkrankter Tiere und die Möglichkeit deren Übertragung zur passiven Immunisierung hinwiesen.[25] Dies war der Beginn der Serumtherapie.
Auch Wassermann forschte an der Seite Ehrlichs zur Gewinnung und Verwendung des Diphtherieheilserums. 1894 veröffentlichten sie zu diesem Thema gemeinsam zwei Fachartikel.[26] Im selben Jahr wurde im Institut für Infektionskrankheiten eine staatliche Kontrollstation für das Diphtherieheilserum eingerichtet, deren Ziel darin bestand, kontinuierlich die Qualität des neu in die Patientenversorgung eingeführten und bald schon in industriellen Maßstäben hergestellten Heilmittels zu überprüfen. Den Betrieb übernahmen August Wassermann und Hermann Kossel (1864–1925), der Bruder des späteren Medizinnobelpreisträgers Albrecht Kossel (1853–1927).[27] Als die Kontrollstation 1896 in ein zunächst in Steglitz für Ehrlich gegründetes Institut für Serumforschung und Serumprüfung überführt wurde – aus dem sich das heutige Paul-Ehrlich-Institut entwickelte – blieben Wassermann und Kossel am Koch'schen Institut. 1898 wurde beiden durch den zuständigen preußischen Minister das Prädikat „Professor" verliehen.[28]
Erst nach zehnjähriger Tätigkeit am Institut für Infektionskrankheiten wurde August Wassermann 1901 als besoldeter etatmäßiger Assistent angestellt.[29] Kurz

zuvor war das Institut in einen im Stadtteil Wedding gelegenen Neubau umgezogen.[30] 1902 wurde Wassermann zum Abteilungsleiter am Institut und zum außerordentlichen Professor für experimentelle Therapie der Medizinischen Fakultät der Berliner Universität ernannt, nachdem er im Jahr zuvor im Fach Innere Medizin habilitiert worden war.[31] 1904 reiste er für mehrere Wochen durch die USA und besuchte u. a. die Weltausstellung in St. Louis.[32] 1906 übernahm er als Abteilungsvorsteher die Leitung der selbständigen Abteilung für experimentelle Therapie und Serumforschung am Institut für Infektionskrankheiten. Nachdem ihm 1907 der Titel „Geheimer Medizinalrat" verliehen worden war, wurde er 1911 zum ordentlichen Honorarprofessor der Berliner Universität ernannt.[33] In den späteren Jahren seiner Tätigkeit am Institut für Infektionskrankheiten arbeitete Wassermann eng mit Wilhelm Kolle (1868–1935) zusammen. Gemeinsam entwickelten die beiden ein Serum zur Behandlung der Meningokokken-Meningitis und ein Verfahren zur Prüfung des Genickstarre-Serums.[34] Das von ihnen ab 1902 herausgegebene mehrbändige „Handbuch der pathogenen Mikroorganismen" prägte Generationen von Mikrobiologen.[35] Es erschien in mehreren Auflagen und wurde in Fachkreisen nach den Herausgebern synonym als „Kolle-Wassermann" bezeichnet.

Als August von Wassermann 1913 das Institut für Infektionskrankheiten nach über 20 Jahren verließ, um Direktor des für ihn gegründeten Kaiser-Wilhelm-Instituts für experimentelle Therapie zu werden, war er der letzte Wissenschaftler, der seit 1891 am Institut geforscht hatte. Niemand aus der „Gründergeneration" war länger geblieben als er. Robert Koch war 1910 im Alter von 66 Jahren gestorben.

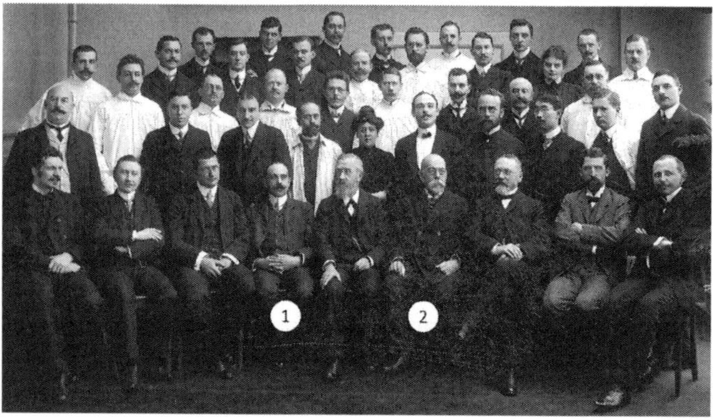

August Wassermann (1) und Robert Koch (2) auf einem Gruppenfoto von Mitarbeitenden des Instituts für Infektionskrankheiten (ca. 1905). In der ersten Reihe sitzen von links nach rechts die Wissenschaftler Max Hartmann, Otto Lentz, Claus Schilling, August Wassermann, Wilhelm Dönitz, Robert Koch, Georg Gaffky, Paul Frosch und Wilhelm Kolle.

Meilenstein der Forensik: Serodiagnostik zur Unterscheidung von Menschen- und Tierblut

Die Spurenanalyse gehört zum Handwerkszeug der Kriminaltechnik und der Rechtsmedizin. Werden heutzutage Blut, Speichel, Sperma, Haare oder Hautpartikel an einem Tatort gefunden, stehen ausgeklügelte Methoden zur Verfügung, um Tatverdächtige auf der Basis von Gentests zu überführen oder zu entlasten. Auf dem Weg zur modernen forensischen Medizin war die Entwicklung eines zuverlässigen Verfahrens zur Unterscheidung von Menschen- und Tierblut ein wichtiger Meilenstein. August Wassermann spielte hierbei eine zentrale Rolle.[36]

Am 18. Februar 1901 veröffentlichten Wassermann und sein Mitarbeiter Albert Schütze (1872–1912) in der *Berliner Klinischen Wochenschrift* einen Beitrag „Ueber eine neue forensische Methode zur Unterscheidung von Menschen- und Thierblut".[37] Dieser basierte auf einem Vortrag, den sie zehn Tage zuvor, am 8. Februar, vor der Berliner Physiologischen Gesellschaft gehalten hatten. Für ihr Verfahren hatten Wassermann und Schütze zunächst Kaninchen wiederholt menschliches Blutserum injiziert. Das auf diese Weise vorbehandelte Kaninchenblut wurde schließlich aus dem Tierkörper entnommen und als Testserum aufbereitet. Wurde daraufhin mit destilliertem

Wasser oder physiologischer Kochsalzlösung stark verdünntes Menschenblut mit dem vorbehandelten Kaninchenserum zusammengebracht, trat nach kurzer Zeit „ein starker wolkiger Niederschlag auf".[38] Entscheidend war die Spezifität der sichtbaren Fällungsreaktion (Präzipitation): Bei keiner anderen von 23 untersuchten Tierblutarten – mit Ausnahme von Affenblut – trat diese auf. Zudem konnten Wassermann und Schütze zeigen, dass ihr Verfahren auch bei über drei Monate eingetrockneten Blutflecken funktionierte. Wie die Autoren zum Schluss ihres Artikels ausführten, hatten sie ihre Methode bereits dem

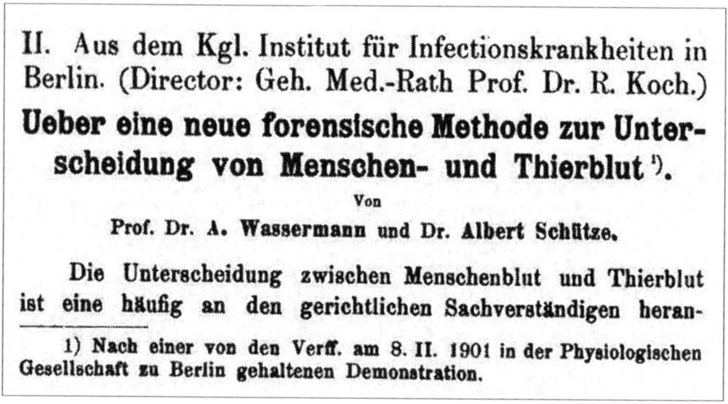
II. Aus dem Kgl. Institut für Infectionskrankheiten in Berlin. (Director: Geh. Med.-Rath Prof. Dr. R. Koch.)

Ueber eine neue forensische Methode zur Unterscheidung von Menschen- und Thierblut[1]).

Von

Prof. Dr. A. Wassermann und Dr. Albert Schütze.

Die Unterscheidung zwischen Menschenblut und Thierblut ist eine häufig an den gerichtlichen Sachverständigen heran-

1) Nach einer von den Verff. am 8. II. 1901 in der Physiologischen Gesellschaft zu Berlin gehaltenen Demonstration.

Artikel von August Wassermann und Albert Schütze in der *Berliner Klinischen Wochenschrift* vom 18. Februar 1901, in dem sie ihr serologisches Verfahren zur Unterscheidung von Menschen- und Tierblut veröffentlichten

Berliner Rechtsmediziner Fritz Straßmann (1858–1940) demonstriert. Straßmann und seinem Mitarbeiter Ernst Ziemke (1867–1935) wollten sie die weitere Überprüfung und Ausgestaltung ihres Testverfahrens überlassen.

Wassermann und Schütze waren jedoch nicht die einzigen Forscher, die zu dieser Zeit versuchten, ein Verfahren zur serologischen Artbestimmung zu entwickeln. Ein anderer ehemaliger Mitarbeiter des Berliner Instituts für Infektionskrankheiten, Paul Uhlenhuth (1870–1957), der inzwischen bei dem früheren Koch-Mitarbeiter Friedrich Loeffler (1852–1915) an der Universität Greifswald tätig war, hatte seine „Methode zur Unterscheidung der verschiedenen Blutarten, im besonderen zum differentialdiagnostischen Nachweise des Menschenblutes" bereits am 7. Februar 1901 in der *Deutschen Medizinischen Wochenschrift* veröffentlicht – einen Tag vor dem Vortrag von Wassermann und Schütze vor der Berliner Physiologischen Gesellschaft.[39] Uhlenhuth war dabei ganz ähnlich vorgegangen wie die Berliner Kollegen und zu ebenso überzeugenden Ergebnissen gekommen. Die auf biologischer Eiweißdifferenzierung beruhende Präzipitationsreaktion zur Artbestimmung wurde in der Folge nach seinem Erstbeschreiber auch Uhlenhuth-Verfahren oder Uhlenhuth-Probe genannt.[40]

In einem 2001 in der Fachzeitschrift *Rechtsmedizin* veröffentlichten Beitrag zur Geschichte des Uhlenhuth-Verfahrens schrieben die Autoren Wirth, Strauch und Geserick: „Die Geschichte der Präzipitationsreaktion zeigt, dass dieses Verfahren zur serologischen Artbestimmung aus dem Kochschen Institut für Infektionskrankheiten in Berlin hervorgegangen ist. Wassermann und Schütze haben die methodischen Grundlagen erarbeitet und Ziemke zur Einführung in die forensisch-medizinische Diagnostik angeregt. Unabhängig davon hat Uhlenhuth in Greifswald dasselbe Verfahren entwickelt, in Zusammenarbeit mit dem Gerichtsärztlichen Institut erprobt und schließlich selbst Gutachten für Gerichte erstattet.“[41]

Tatsächlich konnte Uhlenhuth sein Verfahren bereits nach kurzer Zeit in einem Gerichtsprozess zu einem Doppelmord an zwei Kindern, der sich am 1. Juli 1901 in dem Ostseebad Göhren auf Rügen ereignet hatte, praktisch demonstrieren. Der tatverdächtige Tischlergeselle, bei dem man Blutspuren an der Kleidung festgestellt hatte, die dieser als Tischlerbeize ausgab, wurde anhand des eindeutigen Testergebnisses der Uhlenhuth-Probe und weiterer Indizien überführt und zum Tode verurteilt.[42] In einem weiteren aufsehenerregenden Mordfall an dem achtjährigen Mädchen Lucie Berlin, der sich im Juni 1904 in der Reichshauptstadt zugetragen hatte, wurde im

Rahmen der Ermittlungen das Verfahren nach Wassermann und Schütze angewendet und vor Gericht als Beweismittel zugelassen. In der Hauptverhandlung trat August Wassermann als Sachverständiger auf und erklärte im Sinne der Anklage, die Untersuchungen seien vorschriftsmäßig ausgeführt worden und das Testergebnis „Menschenblut“ sei korrekt.[43]

Die Entwicklung des „Wassermann-Tests“ zum diagnostischen Nachweis der Syphilis

Jahrhundertelang galt die zu den sexuell übertragbaren Krankheiten zählende Syphilis (Synonym: Lues) als Geißel der Menschheit.[44] Erst 1905 war den beiden Berliner Wissenschaftlern Fritz Schaudinn (1871–1906) und Erich Hoffmann (1868–1959) die Entdeckung des Syphiliserregers *Spirochaeta pallida* (heute: *Treponema pallidum*), eines spiralförmigen Bakteriums, gelungen.[45] Ein direkter mikroskopischer Erregernachweis war und ist bis heute jedoch nur selten möglich (und wenn, dann in der Regel nur im Frühstadium der Krankheit).
Auf der Grundlage der 1901 von den beiden belgischen Bakteriologen Jules Bordet (1870–1961) und Octave Gengou (1875–1957) erstmals beschriebenen Komplementbindungsreaktion[46] entwickelte August

Wassermann ein serodiagnostisches Verfahren zum Nachweis einer Syphilisinfektion. Hierfür etablierte sich in der Folge der Name „Wassermann-Test" bzw. „Wassermann-Reaktion".[47] Der Ausdruck „Wassermann-positiv" wurde bald synonym für die Diagnose Syphilis verwendet.[48]
Die grundlegende Veröffentlichung, für die Wassermann mit den beiden Dermatologen Carl Bruck (1879–1944)[49] und Albert Neisser (1855–1916), dem Entdecker des Gonorrhoe-Erregers, zusammengearbeitet hatte, erschien am 10. Mai 1906 in der *Deutschen Medizinischen Wochenschrift*.[50] Darin berichteten die drei Forscher, dass es gelungen sei, „den Nachweis zu führen, ob ein bestimmtes Organ syphilitische Substanzen beherbergt".[51] Man habe eine „spezifische serodiagnostische Reaktion auf syphilitisches Material" erhalten.[52]
Wenige Jahre später fanden Paul Ehrlich und seine Mitarbeiter am Ende einer langwierigen Testreihe mit organischen Arsenverbindungen ein Heilmittel gegen Syphilis. Der Chemiker Alfred Bertheim (1879–1914) hatte in Ehrlichs Frankfurter Labor und in dessen Auftrag mehr als 600 Arsenderivate synthetisiert. Die 606. Verbindung (Arsphenamin) erwies sich bei den Untersuchungen von Ehrlich und Sahachirō Hata (1873–1938) in Tierversuchen als verträglich und als besonders wirksam gegenüber dem Syphiliserreger.

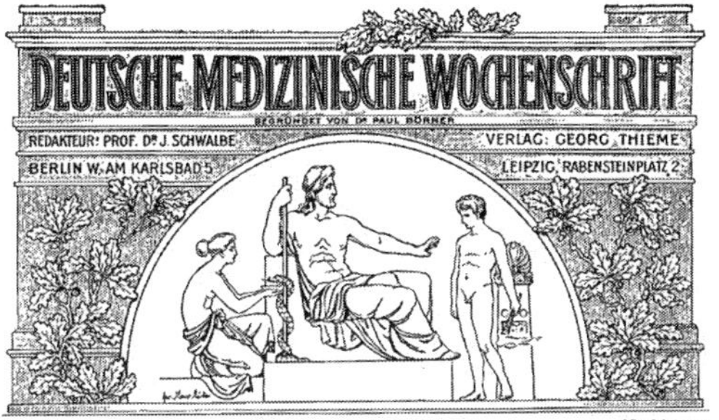

No. 19. Donnerstag, den 10. Mai 1906. 32. Jahrgang.

Aus dem Institut für Infektionskrankheiten in Berlin (Direktor: Geheimrat Prof. Dr. Gaffky) und der Dermatologischen Klinik der Universität in Breslau (Direktor: Geheimrat Prof. Dr. A. Neisser).

Eine serodiagnostische Reaktion bei Syphilis.

Von **A. Wassermann**, **A. Neisser** und **C. Bruck**.

In den folgenden kurzen Mitteilungen wollen wir über Befunde berichten, die wir an Material von syphilitischen Menschen und Affen erheben konnten.

A. Wassermann und C. Bruck hatten vor einiger Zeit (Medizinische Klinik 1905, No. 55; Deutsche medizinische Wochenschrift 1906, No. 12) darauf aufmerksam gemacht, daß es mit Hilfe der von Bordet, Gengou, Moreschi, Neisser und Sachs bei eiweißpräzipitierenden Seris beobachteten Komplementablenkung gelingt, in Organextrakten und Körpersäften das Vorhandensein einerseits gelöster Substanzen der Mikroorganismen und anderseits spezifischer Antikörper gegen diese Substanzen nachzuweisen. Die genannten Autoren haben diese Methode bereits nach dieser Richtung bei einer Reihe von Infektionskrankheiten (Typhus, Genickstarre, Tuberculose) mit Erfolg angewandt, und es schlug daher der eine von uns (A. Wassermann) vor, nunmehr diese Methode auch für die Serodiagnostik der Syphilis zu erproben. In Ausführung dieses Gedankens wurden nach einem gemeinsam entworfenen Versuchsplan in der dem einen von uns (A. Neisser) unterstellten Klinik Affen mit syphilitischem Virus teils infiziert, teils vorbehandelt und das Serum dieser Tiere, dessen Herstellung wir Herrn Dr. Siebert verdanken, im Institut für Infektionskrankheiten nach der oben genannten Methode gegenüber syphilitischem Material von Kranken und Leichen geprüft.

Diese Methode besteht darin, daß man inaktives Serum der mit syphilitischem Material vorbehandelten Affen mit Organextrakten, Serum etc. syphilitischer Menschen mischt, Komplement (frisches, normales Meerschweinchenserum) zufügt und eine gewisse Zeit binden läßt. Sodann prüft man mittels eines inaktiven, spezifisch hämolytischen Serums und der dazu gehörigen roten Blutkörperchen, ob das zuerst zugefügte Komplement ganz oder teilweise verankert ist. Wenn dies der Fall ist, so dokumentiert sich das in der ganz oder teilweise ausbleibenden Auflösung der roten Blutkörperchen, d. h. in einer Hemmung der Hämolyse.

Diese Hemmung der Hämolyse beweist also, daß Komplement durch die Mischung des Immunserums mit dem Untersuchungsmaterial gebunden worden ist, und wir können daher vorbehaltlich eingehender, hier nicht näher zu erörternder Kontrollen (s. A. Wassermann und Bruck, Deutsche medizinische Wochenschrift 1906, No. 12) aus der Komplementbindung den Schluß ziehen, daß sich 1. in dem durch Vorbehandlung erzielten Immunserum Antikörper befinden und 2. das diesem Immunserum beigefügte Untersuchungsmaterial (Organextrakt) die spezifischen Gegensubstanzen (Antigene) beherbergt. Denn durch das Zusammentreffen des Antikörpers und seines Antigens ist eben Komplement verankert worden, welch letzteres nun zur Komplettierung des hämolytischen Ambozeptors fehlt.

Wenn wir nun unsere Versuche, die wir mit syphilitischem Material angestellt haben, mitteilen, so können wir vorläufig folgendes sagen: Behandelt man Affen mit Blut von sekundär syphilitischen Menschen oder mit Extrakten aus primär-syphilitischen Bubonen und von Condylomata lata oder mit Extrakten aus Organen und Knochenmark hereditär-syphilitischer Kinder und Foeten oder mit Organ- und Knochenmarkextrakten von Affen vor, die 7—8 Wochen nach positiver Impfung getötet wurden, und mischt man diese Sera mit Extrakten aus den Organen hereditär-syphilitischer Kinder und Foeten oder mit den Extrakten aus der Placenta sekundär-syphilitischer Mütter oder mit Extrakten aus Primäraffekten und Condylomata lata oder mit den Organ- und Knochenmarkextrakten von Affen sieben bis acht Wochen nach positiver Impfung, so tritt Hemmung der Hämolyse ein, ein Beweis, daß 1. in dem hergestellten Affenimmunserum Antikörper gegen spezifisch syphilitische Substanzen und 2. in den untersuchten Extrakten diese syphilitischen Stoffe selbst sich befinden. Die Spezifizität dieser Reaktion für Lues beweisen neben den jedesmal nötigen Versuchskontrollen (s. Deutsche medizinische Wochenschrift No. 12) folgende Kontrollen:

1. Das mit syphilitischem Material hergestellte Affenimmunserum wirkt gleichzeitig und in gleichem Maße auf syphilitisches Material von Mensch und Affe, gleichgültig, ob zur Vorbehandlung nur menschliches oder nur Affenmaterial verwendet worden war.

2. Das mit syphilitischem Material hergestellte Immunserum von Affen wirkt nur auf syphilitisches Material von Mensch und Affe, nicht aber auf Körpersubstanzen von nichtsyphilitischen Menschen oder Affen.

91

Titelseite des am 10. Mai 1906 von August Wassermann gemeinsam mit Albert Neisser und Carl Bruck in der *Deutschen Medizinischen Wochenschrift* veröffentlichten Beitrags über „Eine serodiagnostische Reaktion bei Syphilis", die später als Wassermannsche Reaktion in aller Welt bekannt wurde

Dieses zunächst „Ehrlich-Hata 606" genannte Präparat wurde 1910 nach umfänglicher klinischer Testung von den Farbwerken Hoechst unter dem Namen Salvarsan („heilendes Arsen") auf den Markt gebracht.[53] Zum ersten Mal stand den behandelnden Ärzten ein gezielt gegen eine gefährliche Infektionskrankheit wirkendes, chemisch hergestelltes Medikament zur Verfügung: Das Zeitalter der Chemotherapie hatte begonnen.

1912 begründeten Ehrlich und Wassermann gemeinsam mit Friedrich Kraus (1858–1936), dem Direktor der II. Medizinischen Klinik der Charité, ein eigenes Publikationsorgan für das neue Forschungsfeld. Allerdings wurde die *Zeitschrift für Chemotherapie und verwandte Gebiete* nach nur drei Jahrgängen wieder eingestellt. Paul Ehrlich starb 61-jährig am 20. August 1915. Wassermann, von Ehrlich freundschaftlich „Aquaticus"[54] genannt, widmete seinem Lehrer in der *Deutschen Medizinischen Wochenschrift* einen ausführlichen Nachruf.[55]

Für die Diagnostik der Syphilis und die Identifikation von Personen mit latenter Syphilis (Fälle ohne klinische Symptome) war der Wassermann-Test von großer Bedeutung, ebenso für die Erfolgskontrolle der Salvarsan-Behandlung. Bis in die 1960er Jahre gehörte seine Durchführung in modifizierter Form zu den Standardverfahren in medizinischen Laboratorien.

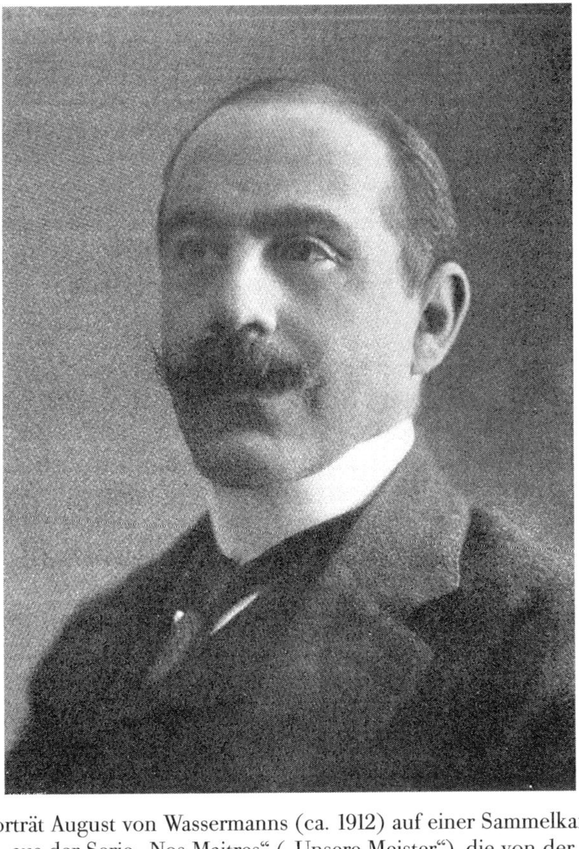

Porträt August von Wassermanns (ca. 1912) auf einer Sammelkarte aus der Serie „Nos Maitres“ („Unsere Meister“), die von der französischen Pharmafirma Hémoglobine Deschiens vertrieben wurde und berühmten Medizinern gewidmet war

Inzwischen werden jedoch modernere und zuverlässigere Methoden der Syphilisdiagnostik angewandt.[56]

Hochzeit und Familiengründung

August Wassermann heiratete am 3. Dezember 1895 in Wien Alice von Taussig, die älteste Tochter des Bankiers und späteren Generaldirektors der österreichischen Boden-Credit-Anstalt Theodor Ritter von Taussig (1849–1909) und dessen Ehefrau Sidonie geb. Schiff (1855–1936).[57] Das jüdische Ehepaar von Taussig hatte zwölf Kinder – drei Söhne und neun Töchter.

Zwei Tage vor der Hochzeit wurde ein Polterabend ausgerichtet, dessen Programm in Buchform („Polterabend-Scherze") veröffentlicht wurde. Die Texte hierzu lieferte der jüdische Journalist und Schriftsteller Julius Bauer (1853–1941), die Karikaturen und Zeichnungen stammten von Hans Schließmann (1852–1920) und Theodor Zajaczkowski (1852–1908). Vorgetragen wurden die Gedichte und Lieder von dem Wiener Volkssänger Carl Udel (1844–1927). Kennengelernt hatte sich das Brautpaar einem umgedichteten Lied zufolge im schweizerischen St. Moritz. Wie die Wiener jüdische Wochenschrift *Die Neuzeit* in ihrer Ausgabe vom 6. Dezember 1895 berichtete, fand

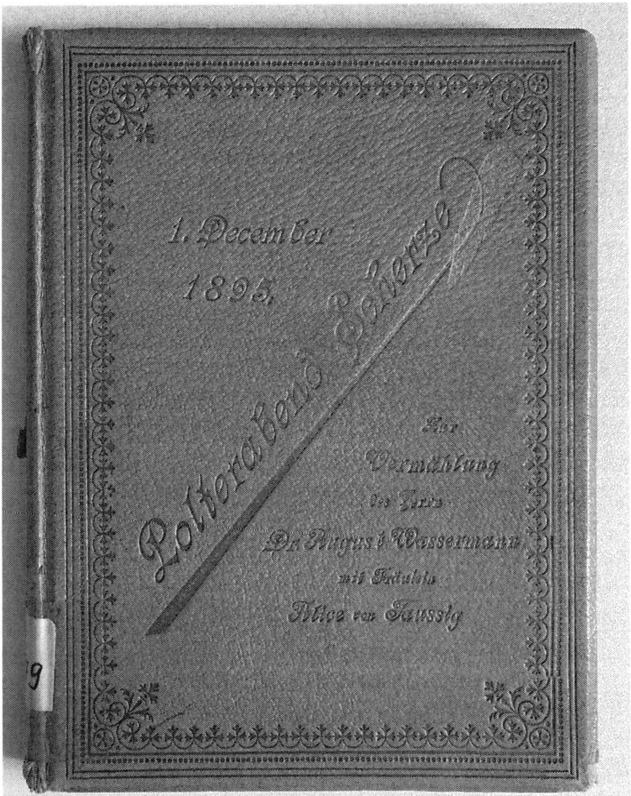

Schmuckeinband der „Polterabend-Scherze" zur Vermählung von August Wassermann und Alice von Taussig am 3. Dezember 1895 in Wien. Der Polterabend fand zwei Tage vorher statt.

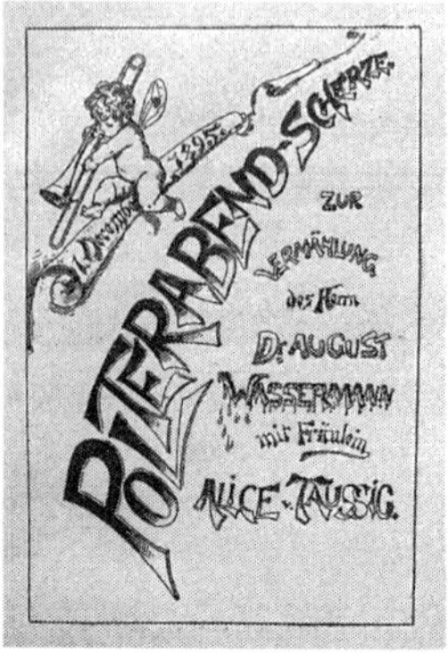

Melodie: »*Jagdlied*«.

Nun will ich Euch froh berichten
Trock'ne Wassermann-Geschichten,
Wie der Bräutigam im Stillen
Abgerichtet die Bacillen.
Durch die Koch'schen Reinculturen
Wollt' er tilgen ihre Spuren,
Als ein Pilz rief mit Beschwerden:
»Sterben werden wir auf Erden,
Doch es ist die alte G'schicht,
Drängen lassen wir uns nicht!«

die traditionelle Trauzeremonie „unter imposanter Betheiligung unserer vornehmsten Gesellschaftskreise“ und unter der Leitung des Oberrabbiners Moritz Güdemann (1835–1918) im Stadttempel, der Wiener Hauptsynagoge, statt.[58]

Nach der Hochzeit zogen August und Alice Wassermann in eine gemeinsame Wohnung in Berlin. Zuvor hatte Wassermann in einer Assistentenwohnung des Instituts für Infektionskrankheiten in der Schumannstraße 23 in unmittelbarer Nähe des Charité-Krankenhauses gewohnt. Am 7. Januar 1897 wurde Sohn Robert in der elterlichen Wohnung am Kronprinzenufer 15 geboren. Bereits ein Jahr später, am 21. Februar 1898, kam Sohn Franz zur Welt. Ab 1900 lebte die vierköpfige Familie im Tiergartenviertel, zunächst in

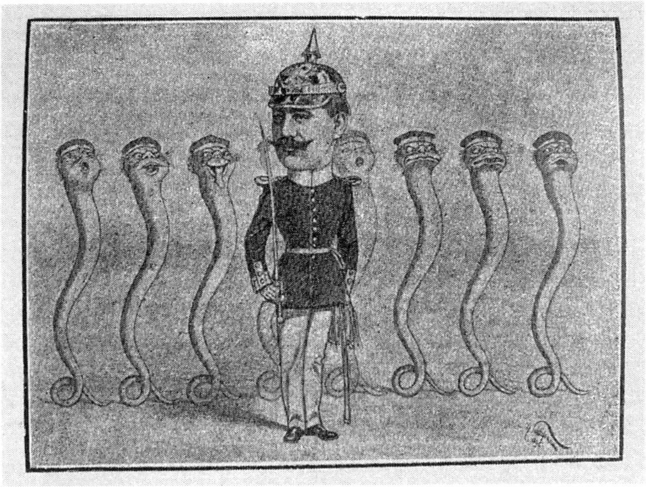

In einem für den Polterabend umgedichteten Lied wurde auch die Bakterienforschung Wassermanns im Kochschen Institut aufs Korn genommen (linke Seite). Die Karikatur von Hans Schließmann zeigt Wassermann mit Pickelhaube und „dressierten" Bazillen.

der Rauchstraße 7, von 1912 bis zum Tod August von Wassermanns in der Rauchstraße 26.[59]
Über August von Wassermann in seiner Rolle als Ehemann schrieb sein ehemaliger Mitarbeiter Georg Blumenthal in einer Rückschau 1950: „Trotz seines Reichtums blieb er aber sich selbst gegenüber äußerst sparsam. Das Auto gehörte z. B. seiner Frau und wurde von ihm nur benutzt, wenn sie es nicht benötigte.

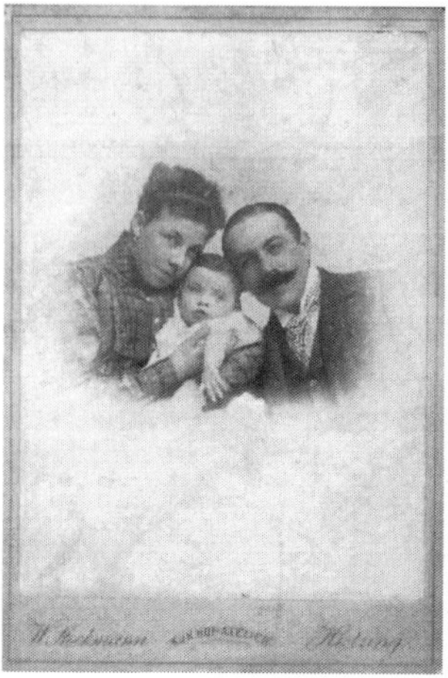

Die jungen Eltern August und Alice Wassermann mit ihrem erstgeborenen Sohn Robert im Jahr 1897, aufgenommen im Atelier von Wilma Stockmann in Hietzing/Wien

Überhaupt war er ein braver und folgsamer Ehemann. Wie oft kam es vor, daß er mit uns ausführliche wissenschaftliche Versuche besprochen hatte, deren Ergebnis er abwarten wollte. Plötzlich klingelte das Telefon, und seine Gattin kündigte ihm an, daß sie ihm den Wagen schicken möchte. In diesem Augenblick waren alle guten wissenschaftlichen Vorsätze vergessen, und der Herr Geheimrat machte sich sofort zur Heimfahrt bereit."[60]

Chemotherapie gegen Mäusekrebs

Auch auf dem Gebiet der Chemotherapie bei Krebserkrankungen leistete August von Wassermann Pionierarbeit. Der jüdische Krebsforscher Carl Lewin (1876–1930) schrieb 1928 in einem Aufsatz über „Die

Chemotherapie der malignen Geschwülste", der anlässlich des 25-jährigen Bestehens des Universitätsinstituts für Krebsforschung an der Charité in einem Sammelband erschien: „Der erste, der auf der Ehrlichschen Grundlage eine Chemotherapie maligner Geschwülste begonnen hat, ist v. Wassermann gewesen. Er hat mit Eosin-Selen maligne Mäusetumoren zur Heilung bringen können."[61] Allerdings konnten die im Tierexperiment erzielten Erfolge nicht auf den Menschen übertragen werden. Wassermanns ehemaliger Mitarbeiter Blumenthal schrieb hierzu in einer Rückschau 1950: „Wassermanns Experimente [...] über die Wirkung von Eosin-Selen-Präparaten auf Mäusekrebse lieferten leider für die menschliche Krebserkrankung keine verwertbaren Ergebnisse."[62]

Seine chemotherapeutischen Versuche an tumorkranken Tieren, die erstmals 1911 in der *Deutschen Medizinischen Wochenschrift* veröffentlicht wurden, hatte Wassermann noch am Koch'schen Institut für Infektionskrankheiten zusammen mit seinen Mitarbeitern Franz Keysser (1885–1942) und Michael Wassermann (1882–1956) durchgeführt.[63] In der Einleitung skizzierten die Autoren die bis heute bestehende Herausforderung in der Onkologie, „chemische Mittel zu konstruieren, welche in erster Linie nur diese neugebildeten Geschwulstzellen, aber nicht die zum normalen Bestande des Organismus gehörenden

Körperzellen angreifen".[64] Tatsächlich gelang es Wassermann und seinen Mitarbeitern ein Präparat aus dem Farbstoff Eosin und dem chemischen Element Selen zu entwickeln, das nach mehreren in die Schwanzvene von Tumormäusen verabreichten Injektionen dazu führte, dass sich die Tumoren dauerhaft zurückbildeten.[65] Allerdings warnten sie – auch vor dem Hintergrund starker Nebenwirkungen – davor, vergleichbare Heilergebnisse vorschnell auch bei menschlichen Krebspatienten zu erwarten: „Wir möchten aber ganz besonders, um falsche Hoffnungen und Aufregung unter den tumorkranken Menschen zu verhüten, ausdrücklich darauf hinweisen, daß wir vorläufig keinen Anhaltspunkt dafür besitzen, daß dieses Mittel auch bei tumorkranken Menschen in ähnlicher Weise wirken wird."[66] Dennoch wurden diesbezügliche Erwartungen durch Besprechungen in deutschen und internationalen Zeitungen geschürt. Allein die *New York Times* berichtete wiederholt über Wassermanns vielversprechenden Resultate.[67] Weitere Beiträge zur Chemotherapie des Mäusekrebses veröffentlichte Wassermann 1912 gemeinsam mit dem am Rudolf-Virchow-Krankenhaus tätigen Pathologen David Paul von Hansemann (1858–1920).[68]

GERMAN ADVANCE IN CANCER TREATMENT

Prof. von Wassermann Tells of Uniform Cures of Mice by Method He Has Discovered.

NOT YET TRIED ON HUMANS

Eosin, Selenium, and Telluride Used —Dr. Bainbridge Says Source of Statement Is Authoritative.

Special Cable to THE NEW YORK TIMES.

BERLIN, Dec. 21.—Prof. von Wassermann, the celebrated Berlin pathologist, announced last night before the Berlin Medical Society the attainment of important results in reference to the treatment of cancerous ulcerations with a chemical compound of eosin, selenium, and telluride.

The treatment, which so far has been applied only to mice, is administered by means of an injection into the veins. After four injections, Prof. Wassermann asserts, the most malignant ulcerous swellings have been made to vanish, and ten days later the mice were found to be entirely cured.

Although the experiments with animals have proved amazingly and uniformly successful, Prof. Wassermann adds there is not yet justification for asserting that the treatment would be effective if applied to human beings. He refrained from experimenting on human beings, as in some cases the injection reacted on the mice with such violence that they died.

Ausschnitt aus einem in der *New York Times* vom 22. Dezember 1911 veröffentlichten Artikel über August von Wassermanns erfolgreiche Behandlungsversuche von Krebs bei Mäusen

Gründungsdirektor am Kaiser-Wilhelm-Institut für experimentelle Therapie und Erster Weltkrieg

Die Kaiser-Wilhelm-Gesellschaft (KWG) zur Förderung der Wissenschaften – Vorläufer der heutigen Max-Planck-Gesellschaft – wurde 1911 gegründet. Adolf Harnack (1851–1930), ein Berliner Theologieprofessor und Berater des Kaisers, hatte 1909 in einer Denkschrift den Reformbedarf des deutschen Wissenschaftssystems angemahnt und die Einrichtung unabhängiger, auf Grundlagenforschung ausgerichteter Forschungsinstitute empfohlen.[69] Die Naturwissenschaften sollten dabei im Fokus stehen. Die ersten beiden Kaiser-Wilhelm-Institute (KWI) – das KWI für Chemie und das KWI für physikalische Chemie und Elektrochemie – waren in Rekordzeit errichtet und im Oktober 1912 in Berlin-Dahlem eingeweiht worden. Kurz darauf entstand in deren unmittelbarer Nachbarschaft das KWI für experimentelle Therapie, zu dessen Gründungsdirektor August von Wassermann berufen wurde.[70] Das Ziel des ersten auf medizinische Probleme ausgerichteten KWI bestand darin, auf der Grundlage von Tierversuchen neuartige diagnostische und therapeutische Methoden zu entwickeln.
Die feierliche Einweihung des KWI für experimentelle Therapie fand am 28. Oktober 1913 im Beisein

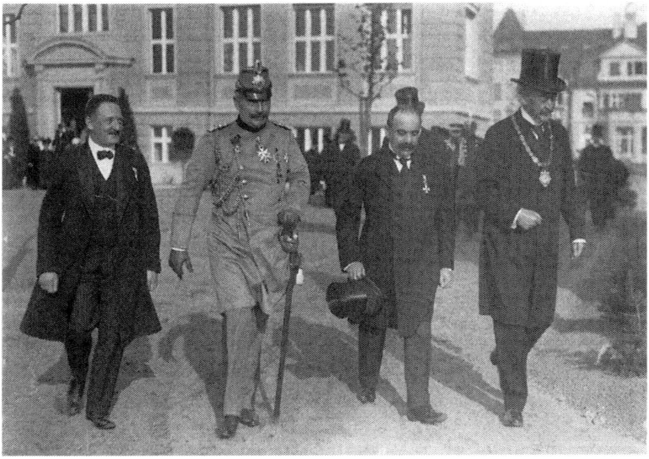

Einweihung des Kaiser-Wilhelm-Instituts für experimentelle Therapie am 28. Oktober 1913: Carl Neuberg, Kaiser Wilhelm II., August von Wassermann und Adolf Harnack (von links nach rechts)

von Kaiser Wilhelm II. statt.[71] Das Institut bestand aus einem Hauptgebäude, zwei Stallgebäuden sowie einem für den Assistenten und den Pförtner errichteten Wohnhaus und gliederte sich in zwei Abteilungen: Die bakteriologisch-serologische Abteilung wurde von Wassermann selbst geleitet, während die Leitung der chemischen Abteilung dem Biochemiker Carl Neuberg (1877–1956)[72] übertragen wurde, der zuvor am Tierphysiologischen Institut der Landwirtschaftlichen Hochschule Berlin tätig gewesen war.

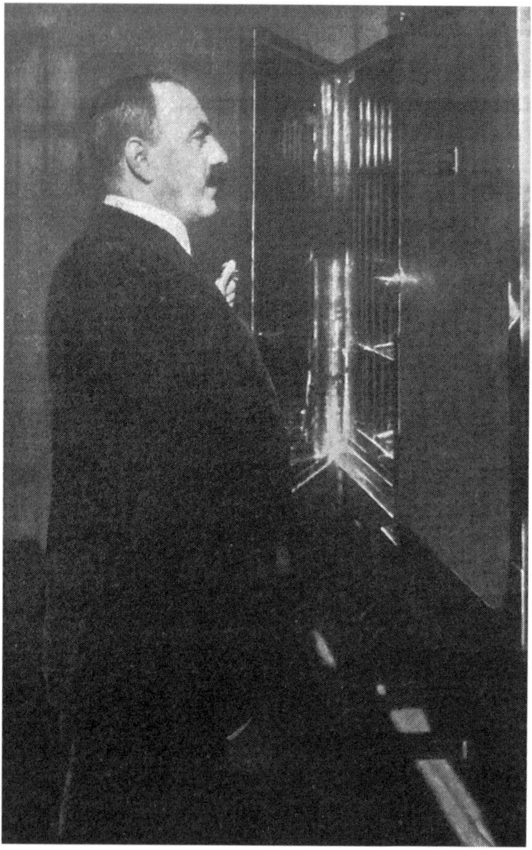

August von Wassermann vor einem Brutschrank im neu eröffneten Kaiser-Wilhelm-Institut für experimentelle Therapie

Schon bei der inhaltlichen Planung und räumlichen Ausgestaltung des KWI für experimentelle Therapie waren Wassermanns Ideen berücksichtigt worden. Die Vorgehensweise, ein außeruniversitäres Forschungsinstitut um einen renommierten Wissenschaftler herum aufzubauen und diesem weitreichende Gestaltungsfreiheiten einzuräumen, fand in der KWG häufig Anwendung und wurde nach dem langjährigen KWG-Präsidenten auch als „Harnack-Prinzip" bezeichnet.[73]
Der Ausbruch des Ersten Weltkriegs – keine zehn Monate nach Eröffnung des neuen KWI – bedeutete einen gravierenden Einschnitt. Im Oktober 1914 wurde ein von Ludwig Fulda (1862–1939) und Mitstreitern verfasster Aufruf „An die Kulturwelt" veröffentlicht, der die internationalen Vorwürfe hinsichtlich deutscher Kriegsverbrechen an der belgischen Zivilbevölkerung zu entkräften versuchte.[74] Zu den 93 hochrangigen Wissenschaftlern, Künstlern und Schriftstellern aus Deutschland, die das Manifest unterzeichnet hatten, gehörten neben Harnack und anderen Vertretern der KWG auch August von Wassermann und Paul Ehrlich.
Zu Beginn des Krieges beauftragte die Sanitätsverwaltung des Heeres das KWI für experimentelle Therapie damit, die Wirksamkeit von Impfungen gegen Typhus und Cholera zu überprüfen, mit denen deutsche Soldaten vor den gefürchteten Seuchen

geschützt werden sollten.[75] Wassermann selbst wurde als Militärhygieniker mit der Überwachung der Infektionskrankheiten an der Ostfront betraut. Vor Militärärzten hielt er Vorträge zur „Seuchenbekämpfung im Kriege", die auch in Fachzeitschriften zu Fortbildungszwecken veröffentlicht wurden.[76] Später wurde er als Leiter des Amts für Hygiene und Bakteriologie an das preußische Kriegsministerium abgeordnet.[77] Ein Aufsatz von Wassermanns mit dem Titel „Der Weltkrieg als Erprober der modernen Hygiene" erschien am 5. März 1916 im *Berliner Tageblatt*.[78] Für seine Verdienste wurde ihm am 23. Dezember 1916 das Eiserne Kreuz 1. Klasse verliehen.[79]

Nach dem Krieg nahm das Institut seine zivile Forschungstätigkeit wieder auf. 1922 wurde das KWI für experimentelle Therapie um den Namenszusatz „und Biochemie" erweitert und Abteilungsleiter Neuberg neben von Wassermann zum zweiten Direktor bestimmt, nachdem Bemühungen um die Gründung eines eigenständigen KWI für Biochemie auch aufgrund der galoppierenden Inflation gescheitert waren. Nach dem Tod Wassermanns im Jahr 1925 wurde die „experimentelle Therapie" aus dem Institutsnamen gestrichen. Neuberg blieb Direktor des KWI für Biochemie – bis er 1934 aufgrund seiner jüdischen Herkunft auf Druck der Nationalsozialisten entlassen wurde.[80]

Mitgliedschaften und Auszeichnungen: Kandidat für den Nobelpreis

August von Wassermann war Mitglied in zahlreichen wissenschaftlichen Vereinigungen und Fachgesellschaften wie der *Berliner Medizinischen Gesellschaft*[81] und der *Berliner Mikrobiologischen Gesellschaft*.[82] 1906 gehörte er zu den Mitbegründern der *Freien Vereinigung für Mikrobiologie*, der Vorläuferorganisation der heutigen *Deutschen Gesellschaft für Hygiene und Mikrobiologie*.[83] Darüber hinaus gehörte er dem Kuratorium der 1916 gegründeten *Fürst Donnersmarck-Stiftung* an.[84]

Auf dem 17. Internationalen Ärztekongress, der vom 6. bis 12. August 1913 in London stattfand, wurde August von Wassermann mit dem Preis der Stadt Paris ausgezeichnet – als Anerkennung für seine Leistungen auf dem Gebiet der experimentellen Therapie und der Immunologie.[85]

Am 8. März 1921, dem Todestag des zwei Jahre zuvor gestorbenen Stifters, erhielt August von Wassermann den erstmals verliehenen Aronson-Preis. Der nach dem Tod des jüdischen Kinderarztes und Bakteriologen Hans Aronson (1865–1919) ins Leben gerufene und zu Beginn mit 25 000 Mark dotierte Preis wurde für herausragende Leistungen auf dem Gebiet der Mikrobiologie und Immunologie verliehen. Wie

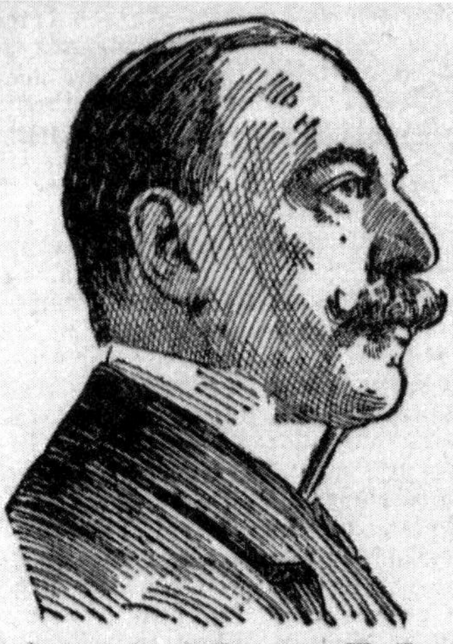

Geheimrat Professor von Wassermann,
der auf dem Internationalen Aerztekongreß in London den Preis von Paris erhielt.

Professor Dr. August von Wassermann-Berlin wirkt als Professor für innere Medizin an der Berliner Universität. Er ist 1866 in Bamberg geboren, war Assistent am Kochschen Institut für Infektionskrankheiten und Oberarzt an der Königlichen Charité und ist seit 1906 Abteilungsvorstand der Abteilung für experimentelle Therapie und Serumforschung am Königlichen Institut für Infektionskrankheiten. Vor kurzem wurde er auch zum Direktor am Kaiser-Wilhelm-Institut für experimentelle Therapie in Dahlem ernannt.

Der *Bielefelder General-Anzeiger* berichtete in seiner Ausgabe vom 13. August 1913 davon, dass August von Wassermann auf dem Internationalen Ärztekongress in London mit dem Preis der Stadt Paris ausgezeichnet wurde.

das *Berliner Tageblatt* in seiner Morgenausgabe vom 9. März berichtete, hatte die Preisverleihung tags zuvor „unter reger Beteiligung wissenschaftlicher und amtlicher Kreise“ im Hygiene-Institut der Berliner Friedrich-Wilhelms-Universität stattgefunden.[86] Ein Jahr später ging die Auszeichnung an den ebenfalls aus Bamberg stammenden jüdischen Forscher Julius Morgenroth.[87]

In den Jahren zwischen 1910 und 1924 wurde August von Wassermann 45-mal für den Medizinnobelpreis vorgeschlagen – er erhielt ihn jedoch nie.[88] Allein Paul Ehrlich, der den Nobelpreis 1908 zusammen mit Elias Metschnikow (1845–1916) erhalten hatte, nominierte Wassermann in sechs Jahren. Außerdem waren es auffallend häufig ehemalige RKI-Kollegen, die Wassermann für die hohe Auszeichnung vorschlugen, darunter Georg Gaffky (1850–1918), Otto Lentz (1873–1952), Claus Schilling (1871–1946), Georg Lockemann (1871–1959), Josef Koch (1872–1944), Richard Otto (1872–1952) und Fred Neufeld (1869–1945). Fast immer wurde das von Wassermann entwickelte serologische Nachweisverfahren der Syphilis – die Wassermannsche Reaktion – als Grund für die Nominierung angeführt. Mitunter wurde auch auf Wassermanns verheißungsvolle Krebsforschung, die erfolgreiche Behandlung des Mäusekrebses mit Eosin-Selen, Bezug genommen.[89] Wassermann selbst nominierte in den

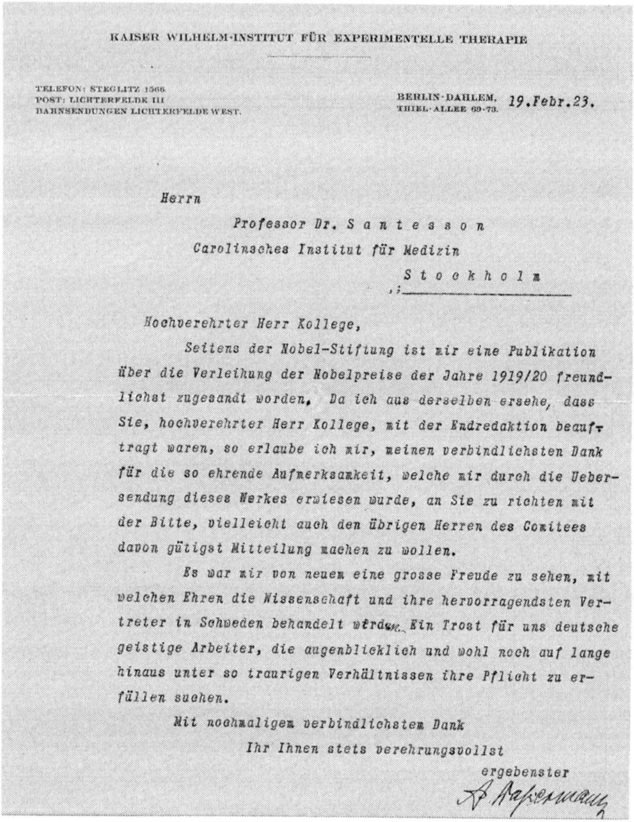

KAISER WILHELM-INSTITUT FÜR EXPERIMENTELLE THERAPIE

TELEFON: STEGLITZ 1566.
POST: LICHTERFELDE III
BAHNSENDUNGEN LICHTERFELDE WEST.

BERLIN-DAHLEM, 19.Febr.23.
THIEL-ALLEE 69-73.

Herrn

Professor Dr. S a n t e s s o n

Carolinsches Institut für Medizin

S t o c k h o l m

Hochverehrter Herr Kollege,

Seitens der Nobel-Stiftung ist mir eine Publikation über die Verleihung der Nobelpreise der Jahre 1919/20 freundlichst zugesandt worden. Da ich aus derselben ersehe, dass Sie, hochverehrter Herr Kollege, mit der Endredaktion beauftragt waren, so erlaube ich mir, meinen verbindlichsten Dank für die so ehrende Aufmerksamkeit, welche mir durch die Uebersendung dieses Werkes erwiesen wurde, an Sie zu richten mit der Bitte, vielleicht auch den übrigen Herren des Comitees davon gütigst Mitteilung machen zu wollen.

Es war mir von neuem eine grosse Freude zu sehen, mit welchen Ehren die Wissenschaft und ihre hervorragendsten Vertreter in Schweden behandelt werden. Ein Trost für uns deutsche geistige Arbeiter, die augenblicklich und wohl noch auf lange hinaus unter so traurigen Verhältnissen ihre Pflicht zu erfüllen suchen.

Mit nochmaligem verbindlichstem Dank

Ihr Ihnen stets verehrungsvollst

ergebenster

A. Wassermann

Brief von August von Wassermann an den schwedischen Pharmakologen Carl Gustav Santesson (1862–1939), der Mitglied des Nobelkomitees war

Jahren 1909 bis 1911 den deutsch-amerikanischen Biologen Jacques Loeb (1859–1924) für den Medizinnobelpreis sowie 1920 Carl Neuberg, seinen Kollegen am KWI für experimentelle Therapie.

Vereinsvorsitzender der Akademie für die Wissenschaft des Judentums

Über die jüdische Identität August von Wassermanns ist nur wenig bekannt. Salomon Wininger (1877–1968) bescheinigte ihm in seiner „Großen Jüdischen National-Biographie“ ein „reges Interesse“ an jüdischer Kultur.[90] Gustav Bradt (1869–1928) charakterisierte Wassermanns Verhältnis zum Judentum in einem im „Jüdischen Jahrbuch für Groß-Berlin“ 1926 veröffentlichten Nekrolog wie folgt: „Er war unser – wenngleich sein Leben und Tun sich nicht auf den spezifisch jüdischen Wegen abspielten, eher gerade inmitten derjenigen Kreise, welche dem Judentum fremd, entfremdet oder gar entgegen standen. [...] Wo immer sich die alte Gegnerschaft zeigte, er bekannte sich in der ihm eigenen energischen Art zum Judentume“.[91] Julius Citron (1878–1952), der bei Wassermann am Institut für Infektionskrankheiten tätig gewesen war, schrieb in einem Nachruf: „Obwohl von Hause aus religiös erzogen, machte er später die religiösen

Gebräuche nicht mit. Aber er behielt stets ein Interesse für alle das Judentum betreffenden Fragen und nahm erst vor wenigen Jahren, nach dem Tode Leopold Landaus, die Ehrenstellung des Präsidenten der Akademie für die Wissenschaft des Judentums an."[92] Der Berliner Gynäkologe Leopold Landau (1848–1920) hatte 1919 zusammen mit dem Althistoriker Eugen Täubler (1879–1953) und weiteren Persönlichkeiten auf Anregung Franz Rosenzweigs (1886–1929) die Akademie für die Wissenschaft des Judentums gegründet, die neben der bereits 1872 eingerichteten Hochschule bzw. Lehranstalt für die Wissenschaft des Judentums als freie Forschungsstätte auf dem Gebiet der jüdischen Studien konzipiert war.[93] In dem Verein, der zur „Gründung und Erhaltung einer Akademie für die Wissenschaft des Judentums" initiiert worden war, engagierten sich neben Albert Einstein (1879–1955) sowohl August von Wassermann als auch sein Cousin, der Bankier Oscar Wassermann.[94]
Als der Präsident der Zionistischen Weltorganisation, der spätere erste Staatspräsident Israels, Chaim Weizmann (1874–1952), in Berlin zu Gast war, gehörte August von Wassermann zu einer kleinen Gruppe jüdischer Wissenschaftler, die am 23. Dezember 1921 in der Privatwohnung Einsteins zu einem Treffen mit Weizmann eingeladen waren. Dabei ging es um den Auf- und Ausbau der 1918 gegründeten Hebräischen

Universität Jerusalem. Die *Jüdische Pressezentrale Zürich*, die einen ausführlichen Bericht über das Treffen und dessen Teilnehmer veröffentlichte, schrieb: „Geheimrat von Wassermann, der verhindert war, hatte sein Fernbleiben entschuldigt“.[95]

Lebensende: Krankheit und Tod

August von Wassermann starb am 16. März 1925 im Alter von 59 Jahren in seiner Wohnung in der Rauchstraße 26.[96] Zur Todesursache liegen unterschiedliche Angaben vor: Während einige Quellen[97] von einem schweren Nierenleiden sprechen, gibt Blumenthal an, dass „eine Verkalkung der Kranzgefäße des Herzens“[98] infolge übermäßigen Tabakkonsums den relativ frühen Tod verursacht habe.[99]

Die Trauerfeier für August von Wassermann fand am Donnerstag, den 19. März 1925, vormittags um halb elf im Krematorium Wedding in der Gerichtstraße unter großer Anteilnahme medizinischer Kreise statt.[100] Unter den Trauergästen befanden sich – wie das *Berliner Tageblatt* in seiner Abendausgabe vom selben Tag berichtete – der langjährige Leiter des preußischen Gesundheitswesens Martin Kirchner (1854–1925), RKI-Präsident Fred Neufeld, RKI-Abteilungsleiter Richard Otto, KWI-Direktor Carl

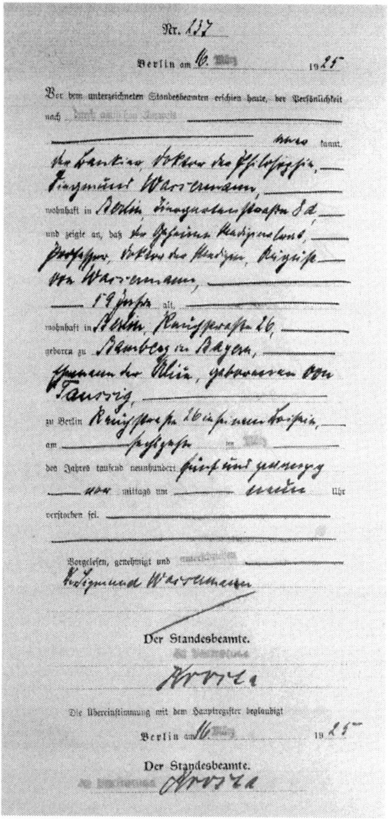

Nr. 137

Berlin am 16. März 1925

Vor dem unterzeichneten Standesbeamten erschien heute, der Persönlichkeit nach

bekannt,

der Bankier, Doktor der Philosophie, Sigmund Wassermann,

wohnhaft in Berlin, Tiergartenstraße 8a,

und zeigte an, daß der Geheime Medizinalrat, Professor, Doktor der Medizin, August von Wassermann,

59 Jahre alt,

wohnhaft in Berlin, Kaiserstraße 26,

geboren zu Bamberg in Bayern,

Ehemann der Alice, geborenen von Taussig,

zu Berlin Kaiserstraße 26 in seiner Wohnung,

am sechzehnten im März

des Jahres tausend neunhundert fünf und zwanzig

vor mittags um neun Uhr

verstorben sei.

Vorgelesen, genehmigt und unterschrieben

Dr. Sigmund Wassermann

Der Standesbeamte.

Krosta

Die Übereinstimmung mit dem Hauptregister beglaubigt

Berlin am 16. März 1925

Der Standesbeamte.

Krosta

Sterbeurkunde August von Wassermanns. Sein Tod wurde durch seinen Cousin Sigmund Wassermann den Berliner Behörden angezeigt.

Heute früh entschlief sanft nach langem schweren Leiden mein innigstgeliebter Mann, unser guter Vater

August von Wassermann

Geheimer Medizinal-Rat

nach eben vollendetem 59. Lebensjahre.

Alice v. Wassermann, geb. v Taussig
Dr. Robert v Wassermann
Franz v. Wassermann.

Berlin, den 16 März 1925
Rauchstr. 26.

Die Einäscherung findet am Donnerstag, dem 19. März 1925, vormittags 10½ Uhr, im Krematorium Gerichtstraße in aller Stille statt.

Todesanzeige der Familie von August von Wassermann, veröffentlicht in der *Vossischen Zeitung* vom 17. März 1925

Neuberg sowie die jüdischen Mediziner Moritz Borchardt (1868–1948), Ferdinand Blumenthal (1870–1941), Leopold Kuttner (1866–1931), Carl Benda (1857–1932) und Hans Sachs (1877–1945). Die Gedächtnisrede hielt Rabbiner Leo Baeck (1873–1956). Der Dekan der Berliner Medizinischen Fakultät Otto Lubarsch (1860–1933), der ehemalige preußische Kultusminister Friedrich Schmidt-Ott (1860–1956) für die Kaiser-Wilhelm-Gesellschaft sowie Berthold Timendorfer (1853–1931) von der Akademie für die

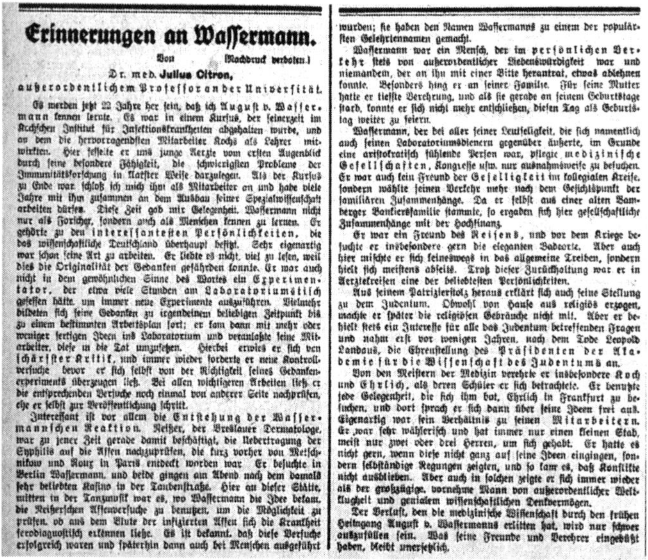

Erinnerungen an Wassermann.

Von (Nachdruck verboten.)

Dr. med. Julius Citron,

außerordentlichem Professor an der Universität.

Es werden jetzt 22 Jahre her sein, daß ich August v. Wassermann kennen lernte. Es war in einem Kursus, der seinerzeit im Kochschen Institut für Infektionskrankheiten abgehalten wurde, und an dem die hervorragendsten Mitarbeiter Kochs als Lehrer mitwirkten. Hier fesselte er uns junge Aerzte vom ersten Augenblick durch seine besondere Fähigkeit, die schwierigsten Probleme der Immunitätsforschung in klarster Weise darzulegen. Als der Kursus zu Ende war, schloß ich mich ihm als Mitarbeiter an und habe viele Jahre mit ihm zusammen an dem Ausbau seiner Spezialwissenschaft arbeiten dürfen. Diese Zeit gab mir Gelegenheit, Wassermann nicht nur als Forscher, sondern auch als Menschen kennen zu lernen. Er gehörte zu den interessantesten Persönlichkeiten, die das wissenschaftliche Deutschland überhaupt besitzt. Sehr eigenartig war schon seine Art zu arbeiten. Er liebte es nicht, viel zu lesen, weil dies die Originalität der Gedanken gefährden konnte. Er war auch nicht in dem gewöhnlichen Sinne des Wortes ein Experimentator, der etwa viele Stunden am Laboratoriumstisch gesessen hätte, um immer neue Experimente auszuführen. Vielmehr bildeten sich seine Gedanken zu irgendeinem beliebigen Zeitpunkt bis zu einem bestimmten Arbeitsplan fort; er kam dann mit mehr oder weniger fertigen Ideen ins Laboratorium und veranlaßte seine Mitarbeiter, diese in die Tat umzusetzen. Hierbei erwies er sich von schärfster Kritik, und immer wieder forderte er neue Kontrollversuche, bevor er sich selbst von der Richtigkeit seines Gedankenexperiments überzeugen ließ. Bei allen wichtigeren Arbeiten ließ er die entsprechenden Versuche noch einmal von anderer Seite nachprüfen, ehe er selbst zur Veröffentlichung schritt.

Interessant ist vor allem die Entstehung der Wassermannschen Reaktion. Neißer, der Breslauer Dermatologe, war zu jener Zeit gerade damit beschäftigt, die Uebertragung der Syphilis auf die Affen nachzuprüfen, die kurz vorher von Metschnikow und Roux in Paris entdeckt worden war. Er besuchte in Berlin Wassermann, und beide gingen am Abend nach dem damals sehr beliebten Kasino in der Taubenstraße. Hier an dieser Stätte, mitten in der Tanzmusik war es, wo Wassermann die Idee bekam, die Neißerschen Affenversuche zu benutzen, um die Möglichkeit zu prüfen, ob aus dem Blute der infizierten Affen sich die Krankheit serodiagnostisch erkennen ließe. Es ist bekannt, daß diese Versuche erfolgreich waren und späterhin dann auch bei Menschen ausgeführt wurden; sie haben den Namen Wassermanns zu einem der populärsten Gelehrtennamen gemacht.

Wassermann war ein Mensch, der im persönlichen Verkehr stets von außerordentlicher Liebenswürdigkeit war und niemandem, der an ihn mit einer Bitte herantrat, etwas ablehnen konnte. Besonders hing er an seiner Familie. Für seine Mutter hatte er tiefste Verehrung, und als sie gerade an seinem Geburtstage starb, konnte er sich nicht mehr entschließen, diesen Tag als Geburtstag weiter zu feiern.

Wassermann, der bei aller seiner Leutseligkeit, die sich namentlich auch seinen Laboratoriumsdienern gegenüber äußerte, im Grunde eine aristokratisch fühlende Person war, pflegte medizinische Gesellschaften, Kongresse usw. nur ausnahmsweise zu besuchen. Er war auch kein Freund der Geselligkeit im kollegialen Kreise, sondern wählte seinen Verkehr mehr nach dem Gesichtspunkt der familiären Zusammenhänge. Da er selbst aus einer alten Bamberger Bankiersfamilie stammte, so ergaben sich hier gesellschaftliche Zusammenhänge mit der Hochfinanz.

Er war ein Freund des Reisens, und vor dem Kriege besuchte er insbesondere gern die eleganten Badeorte. Aber auch hier mischte er sich keineswegs in das allgemeine Treiben, sondern hielt sich meistens abseits. Trotz dieser Zurückhaltung war er in Aerztekreisen eine der beliebtesten Persönlichkeiten.

Aus seinem Patrizierstolz heraus erklärt sich auch seine Stellung zu dem Judentum. Obwohl von Hause aus religiös erzogen, machte er später die religiösen Gebräuche nicht mit. Aber er behielt stets ein Interesse für alle das Judentum betreffenden Fragen und nahm erst vor wenigen Jahren, nach dem Tode Leopold Landaus, die Ehrenstellung des Präsidenten der Akademie für die Wissenschaft des Judentums an.

Von den Meistern der Medizin verehrte er insbesondere Koch und Ehrlich, als deren Schüler er sich betrachtete. Er benutzte jede Gelegenheit, die sich ihm bot, Ehrlich in Frankfurt zu besuchen, und dort sprach er sich dann über seine Ideen frei aus. Eigenartig war sein Verhältnis zu seinen Mitarbeitern. Er war sehr wählerisch und hat immer nur einen kleinen Stab, meist nur zwei oder drei Herren, um sich gehabt. Er hatte es nicht gern, wenn diese nicht ganz auf seine Ideen eingingen, sondern selbständige Regungen zeigten, und so kam es, daß Konflikte nicht ausblieben. Aber auch in solchen zeigte er sich immer wieder als der großzügige, vornehme Mann von außerordentlicher Weltklugheit und genialem wissenschaftlichen Denkvermögen.

Der Verlust, den die medizinische Wissenschaft durch den frühen Heimgang August v. Wassermanns erlitten hat, wird nur schwer auszufüllen sein. Was seine Freunde und Verehrer eingebüßt haben, bleibt unersetzlich.

Wassermanns ehemaliger Mitarbeiter am Robert Koch-Institut, Julius Citron, veröffentlichte am 20. März 1925 „Erinnerungen an Wassermann“ im *Berliner Tageblatt.*

Wissenschaft des Judentums widmeten dem Verstorbenen Worte des Abschieds und Gedenkens.

Wie die *Kölnische Zeitung* in ihrer Ausgabe vom 20. März 1925 berichtete, schickte der Stellvertreter des Reichspräsidenten Walter Simons (1861–1937) – Reichspräsident Friedrich Ebert (1871–1925) war drei Wochen zuvor 54-jährig an einem

Blinddarmdurchbruch gestorben – an die Witwe von August von Wassermann folgendes Telegramm: „An dem schmerzlichen Verlust, der Sie durch den Tod Ihres Herrn Gemahls betroffen hat, nehme ich aufrichtig Anteil. Deutschland betrauert in dem Dahingeschiedenen einen erfolgreichen Forscher, der sich um die medizinische Wissenschaft und die leidende Menschheit große Verdienste erworben hat. Das Reich und Preußen verlieren in der Fürsorge für die Volksgesundheit durch seinen Tod einen verständnisvollen Mitarbeiter und einen tatkräftigen Förderer. Sein Andenken wird in hohen Ehren weiterleben."[101]

Das weitere Schicksal der Familie von August von Wassermann

August von Wassermann war ein Familienmensch. Seine Mutter war 1912, sein Vater 1914 gestorben.[102] Wassermanns ehemaliger Mitarbeiter Citron schrieb: „Für seine Mutter hatte er tiefste Verehrung, und als sie gerade an seinem Geburtstage starb, konnte er sich nicht mehr entschließen, seinen Geburtstag weiter zu feiern."[103]

Sein jüngerer Bruder Eugen, der als Bankier bis zum Ersten Weltkrieg die Niederlassung des Bankhauses Wassermann in Brüssel geleitet hatte und später als

Finanzberater in Istanbul tätig war, starb nur drei Monate nach ihm am 29. Juni 1925.[104] Er war unverheiratet und kinderlos geblieben. Der älteste Bruder Max wohnte mit seiner Familie ebenfalls in Berlin[105] und leitete zusammen mit seinem Cousin Oscar, später mit seinem Cousin Sigmund, die Berliner Filiale des Bankhauses Wassermann. Max hatte 1899 in Paris Olga Wassermann geheiratet; ihre beiden Kinder Georg und Annie kamen 1901 bzw. 1904 zur Welt.[106] Max von Wassermann starb am 10. Oktober 1934 in Berlin und wurde wie zuvor sein Bruder Eugen im Familiengrab der Wassermanns auf dem Jüdischen Friedhof in Bamberg beigesetzt.[107] Unmittelbar nach dem Tod ihres Mannes emigrierte Olga von Wassermann in die USA; sie starb 1944 in New York. Sohn Georg, der entsprechend der Familientradition im Bankfach tätig war, lebte seit 1937 in England. Tochter Annie, die eine begabte Bildhauerin war, siedelte 1933 in die Schweiz über.

August von Wassermanns erstgeborener Sohn Robert hatte 1920 an der Universität Greifswald im Fach Nationalökonomie promoviert. Seine Arbeit trug den Titel „Volkswirtschaftliche Betrachtungen zur Steigerung der Tuberkulose-Sterblichkeit während des Krieges“. Spätestens seit 1934 lebte Robert von Wassermann in Belgien.[108] Er besaß eine hochwertige Wohnungsausstattung und eine wertvolle

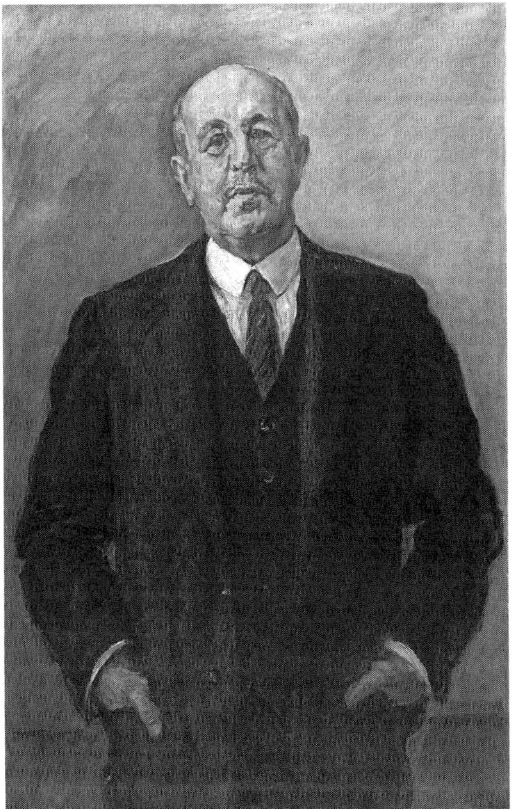

Max von Wassermann auf einem 1928 von Max Slevogt gemalten Ölporträt. Der ältere Bruder August von Wassermanns leitete die Berliner Filiale des Bankhauses A. E. Wassermann.

Kunstsammlung.[109] Als er 1940 von den Nationalsozialisten verhaftet und in dem Lager Saint-Cyprien in Südfrankreich interniert wurde, bemühte sich seine Mutter erfolgreich um seine Freilassung.[110] Alice von Wassermann hatte nach dem Tod ihres Mannes Berlin verlassen, um wieder in ihrer Heimatstadt Wien zu leben.[111] Nach dem „Anschluss" Österreichs 1938 war sie zu ihrem Sohn nach Brüssel gezogen. Sowohl Alice von Wassermann als auch ihr Sohn Robert heirateten 1941 bzw. 1942 nichtjüdische belgische Partner.[112] Ob dies aus Liebe geschah oder einer Schutzehe gleichkam, um der Verfolgung zu entkommen, bleibt unklar.[113]

Anfang 1943 wurden Alice und Robert von Wassermann verhaftet und in das SS-Sammellager Mechelen verschleppt. Hierbei handelte es sich um die frühere Dossin-Militärkaserne, die von den Nationalsozialisten als Durchgangslager für die Deportation der Juden und „Zigeuner" aus Belgien in deutsche Vernichtungslager genutzt wurde.[114] Mutter und Sohn sollten mit dem XX. Transport, der mehr als 1600 Personen umfasste und das Lager Mechelen am 19. April 1943 verließ, in das Vernichtungslager Auschwitz-Birkenau deportiert werden. Doch belgische Widerstandskämpfer stoppten den Zug auf freier Strecke noch vor Erreichen der deutschen Grenze.[115] Bei der Befreiungsaktion gelang Robert von Wassermann zusammen mit

230 weiteren Gefangenen die Flucht.[116] Er konnte sich verstecken, überlebte den Krieg und starb erst 1977 im Alter von 80 Jahren in Brüssel.[117] Seine Mutter wurde hingegen – wahrscheinlich bereits kurz nach der Ankunft – in Auschwitz ermordet.

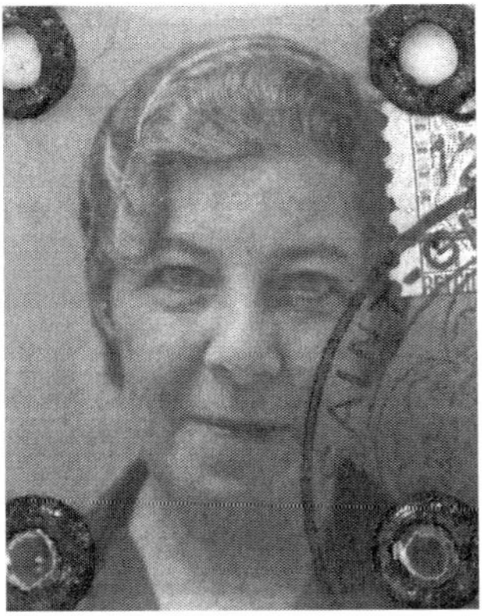

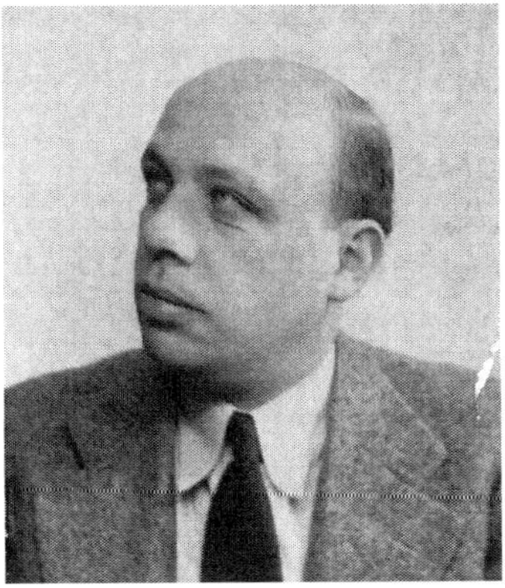

Alice von Wassermann und Robert von Wassermann auf Fotografien, die von der „Kazerne Dossin – Gedenkstätte, Museum und Dokumentationszentrum für Holocaust und Menschenrechte“ online gezeigt werden

Über das Schicksal von August von Wassermanns jüngerem Sohn Franz ist kaum etwas bekannt. Ihm gelang 1938 die Ausreise in das damalige britische Mandatsgebiet Palästina. 1956 ist er in Tel Aviv gestorben.[118]

Der bekannteste Vertreter der Bamberger Familie (von) Wassermann war neben August von Wassermann sein Cousin Oscar, ältester Sohn von Emil Wassermann.[119] Zusammen mit Max von Wassermann leitete Oscar Wassermann ab 1889 die Geschicke der Berliner Filiale des Bankhauses A. E. Wassermann. 1912 wurde er in den Vorstand der Deutschen Bank berufen, sein Bruder Sigmund übernahm daraufhin seine Position im Familienbankhaus. Von 1923 bis zu seinem erzwungenen Ausscheiden 1933 war Oscar Wassermann Vorstandssprecher der Deutschen Bank. Mit seiner Familie lebte er wie seine beiden Cousins Max und August von Wassermann im Berliner Tiergartenviertel, seit 1924 in der Tiergartenstraße 8d.[120] Oscar Wassermann starb am 8. September 1934 in Garmisch-Partenkirchen.[121] Sein Bruder Sigmund, der als Junggeselle bis 1933 mit im Haus in der Tiergartenstraße 8d gewohnt hatte, floh 1939 zunächst nach Holland. 1941 gelangte er von Portugal aus in die USA.[122]

Ein weiterer Cousin, Michael Wassermann, der Mediziner war und eine Zeitlang bei August von Wassermann am Institut für Infektionskrankheiten gearbeitet hatte, emigrierte mit seiner Familie über die Tschechoslowakei, die Niederlande und Mexiko in die USA.[123]

Eine Schwägerin August von Wassermanns, die Malerin Helene von Taussig (1879–1942), wurde 1942 aus Österreich nach Polen in das Ghetto Izbica deportiert und ermordet.[124] Eine weitere Schwester seiner Frau Alice, Clara von Hatvany-Deutsch, geb. von Taussig (1875–1944), kam im ungarischen Transitcamp Kistarcsa ums Leben.
Vor der „Villa Wassermann“, dem ehemaligen Bankhaus A. E. Wassermann in der heutigen Willy-Lessing-Straße 1 in Bamberg wurden am 25. April 2013 drei Stolpersteine für die im Holocaust ermordeten Elsa Wassermann, geb. Neuburger, die Frau von August von Wassermanns Cousin Julius, und ihre beiden Töchter Alice und Edith verlegt.[125] Ilse Wassermann, geb. Frenkel, die Frau von August von Wassermanns Cousin Ernst Wassermann, wurde in Sobibór ermordet.[126]

Orte des Gedenkens – Posthumes Erinnern

Fünf Jahre nach dem Tod August von Wassermanns wurde in unmittelbarer Nähe des von ihm einst geleiteten KWI für experimentelle Therapie ein bis dato namenloser Platz nach dem berühmten Forscher benannt. Dieser Platzname bestand allerdings lediglich acht Jahre. Nachdem die Nationalsozialisten an die

Macht gekommen waren, ließen sie in Berlin 1938 alle nach jüdischen Persönlichkeiten benannten Straßen und Plätze umbenenennen.[127] Aus der nach dem ehemaligen RKI-Forscher Julius Morgenroth benannten Morgenrothstraße wurde der Dünkelbergsteig[128] und aus dem Wassermannplatz der Correnspiatz, wobei als Namensgeber der Botaniker und Genetiker Carl Correns (1864–1933) diente.

Nach dem Ende des Zweiten Weltkriegs geschah in diesem Zusammenhang jahrzehntelang nichts. Erst als 2019 das Thema in der Bezirksverordnetenversammlung des Bezirks Steglitz-Zehlendorf diskutiert wurde, entschied diese statt einer Rückbenennung des Correnspiatzes eine Art Ausgleichsfläche zu schaffen. Am 16. Juni 2022 wurde der „neue" August-von-Wassermann-Platz, nur fünf Minuten Fußweg vom alten Wassermannplatz entfernt, gegenüber vom Harnack-Haus, der Tagungsstätte der Max-Planck-Gesellschaft zur Förderung der Wissenschaften e. V., eingeweiht.[129]

Bemerkenswert ist, dass bereits wenige Jahre nach dem Ende des Nationalsozialismus Straßen in Berlin und Bamberg, den beiden wichtigsten Städten in August von Wassermanns Leben, nach ihm benannt wurden: Während im Ostberliner Stadtteil Adlershof 1951 die ehemalige Kronprinzenstraße in Wassermannstraße umbenannt wurde, wurde in Bamberg im

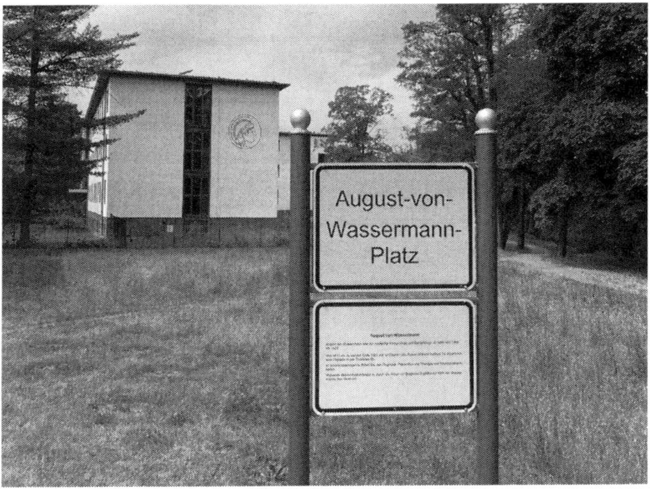

Der „neue“ August-von-Wassermann-Platz wurde am 16. Juni 2022 an der Ihnestraße in Dahlem eingeweiht.

Jahr 1960 die Benennung einer Wassermannstraße in einem Neubaugebiet beschlossen.[130]

Zum 25. Todestag Wassermanns im Jahr 1950 veröffentlichte sein ehemaliger RKI-Mitarbeiter und Schüler Georg Blumenthal in der *Zeitschrift für Immunitätsforschung und experimentelle Therapie*, an deren Redaktion Wassermann seit ihrer Gründung im Jahr 1908 mitgewirkt hatte, einen Gedenkbeitrag.[131] Darin skizzierte er das äußere Erscheinungsbild und das Wesen des berühmten Forschers wie folgt:

„Wassermann selbst war von kleiner Statur, breitschultrig, und von äußerst lebhaftem Temperament. Seine Oberlippe bedeckte ein dunkler, kurzgeschnittener, dichter Schnurrbart, und unter den buschigen Augenbrauen blickten dunkle, mit Energie geladene, aber freundliche Augen hervor, die für sich schon sein ganzes Wesen charakterisierten. Jeder, ob einfacher Arzt oder Gelehrter von Ruf, der bei ihm wissenschaftlichen Rat und Auskunft suchte, fand Gehör."[132]
Am 11. März 1966 fand in der Aula des Bamberger Franz-Ludwig-Gymnasiums eine abendliche Feierstunde anlässlich des 100. Geburtstags von August von Wassermann statt.[133] Ausgerichtet wurde die Gedenkveranstaltung durch den Ärztlichen Kreisverband sowie die Naturforschende Gesellschaft Bamberg. Schirmherr der Veranstaltung war der Bamberger Oberbürgermeister Theodor Mathieu (1919–1995). Die Festrede über „Wesen und Bedeutung der Wassermann'schen Reaktion" hielt der Erlanger Professor für Hygiene und Bakteriologie, Maximilian Knorr (1895–1985). Das Tübinger Max-Planck-Institut für Biochemie, dessen Leiter Adolf Butenandt verhindert war, schickte als Vertreter MPI-Direktor Gerhard Ruhenstroth-Bauer (1913–2004).[134] Wassermanns Sohn Robert nahm mit seiner Frau an dem Festakt ebenso teil wie Vertreter der Israelitischen Kultusgemeinde Bamberg und des Instituts Pasteur

aus Paris.[135] Treibende Kraft hinter der Veranstaltung war der Bamberger Strahlenschutzarzt Georg Heinrich Schneider (1897–1986), der bereits anderthalb Jahre zuvor einen diesbezüglichen Brief an Butenandt und die Max-Planck-Gesellschaft geschickt hatte, und zum 100. Geburtstag mehrere Gedenkartikel über das Leben und Wirken August von Wassermanns veröffentlichte.[136] In den Bamberger Zeitungen *Fränkischer Tag* und *Bamberger Volksblatt* wurde über die Jubiläumsveranstaltung und den berühmten Sohn der Stadt berichtet.

Anlässlich des 50. Todestags Wassermanns beabsichtigte der Arzt und Autor populärwissenschaftlicher medizinhistorischer Bücher Georg Silló-Seidl (1925–1991) ein Gedenkbuch über Wassermann zu veröffentlichen. Dies teilte er Butenandt, dem damaligen Leiter des MPI für Biochemie, das 1973 nach Martinsried bei München umgezogen war, in einem Brief mit, in dem er diesen um ein Vorwort zu dem geplanten Werk bat.[137] Offenbar kam es jedoch aufgrund fehlender Finanzmittel nicht zu einer Realisierung der Idee. In zwei später veröffentlichten Büchern Silló-Seidls – „Ärzte ohne Nobelpreis“ (1978) und „Pioniere der modernen Medizin: Jüdische Ärzte deutscher Sprache“ (1991) – widmete er Wassermann indes eigene Abschnitte.[138]

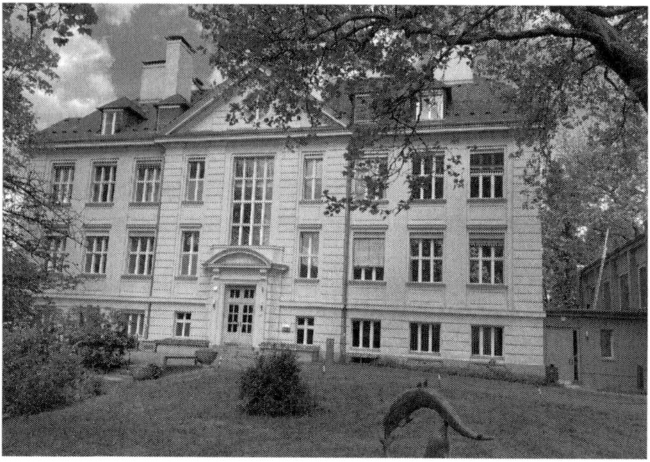

Das ehemalige Kaiser-Wilhelm-Institut für experimentelle Therapie in Berlin-Dahlem, Thielallee 73, beherbergt heute Büros des Fachbereichs Wirtschaftswissenschaft der FU Berlin.

Wer sich heute in Berlin auf die Spuren von August von Wassermann begeben möchte, kann neben dem RKI und dem ehemaligen Kaiser-Wilhelm-Institut für experimentelle Therapie sowie der nach ihm benannten Straße und dem August-von-Wassermann-Platz auch seine letzte Ruhestätte aufsuchen, die als Ehrengrab des Landes Berlin ausgewiesen ist. Seine Urne befindet sich im Columbarium auf dem Urnenfriedhof Wedding in der Gerichtstraße.

Ärztetags-Sonderstempel

Zu Ehren von August von Wassermann

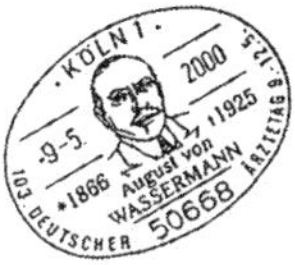

Das stilisierte Porträt von August von Wassermann (1866 bis 1925) ziert den Sonderstempel, der aus Anlass des 103. Deutschen Ärztetages (9. bis 12. Mai in Köln) herausgekommen ist. Das Motiv des Ärztetags-Sonderstempels wurde auf Vorschlag des Leiters der Motivgruppe „Medizin und Pharmazie" im Philatelistenverband, Dr. med. Rudolf Wallossek, Orthopäde aus Odenthal, realisiert.

Von Wassermann, in Bamberg als Sohn des bayerischen Hofbankiers Angelo von Wassermann geboren, wurde vor allem bekannt durch die Entdeckung der nach ihm benannten Blutreaktion bei Syphilis (Wassermannsche Reaktion). Stationen seiner Tätigkeit:

1888 Promotion in Straßburg;

seit 1890 Tätigkeit am Robert Koch-Institut für Infektionskrankheiten in Berlin;

1911 Ernennung zum ordentlichen Honorarprofessor der Universität Berlin;

1913 Berufung zum Leiter des neu errichteten Instituts für experimentelle Therapie der Kaiser-Wilhelm-Gesellschaft in Berlin-Dahlem

Mit dem von Wassermann entwickelten Test, der Wassermannschen Reaktion, konnte man feststellen, ob Antikörper zu syphilitischen Mikroorganismen im Blut nachweisbar sind. Damit war eine jahrhundertelange Unsicherheit der Diagnostik dieser Geschlechtskrankheit beseitigt. „Wir können also mitteilen, dass es gelingt, eine spezifische Reaktion auf syphilitisches Material zu erhalten, wobei als Kontrolle stets festzustellen ist, dass das betreffende Serum mit Körpersubstanzen nichtsyphilitischer Menschen keine Reaktion gibt", schrieb von Wassermann.

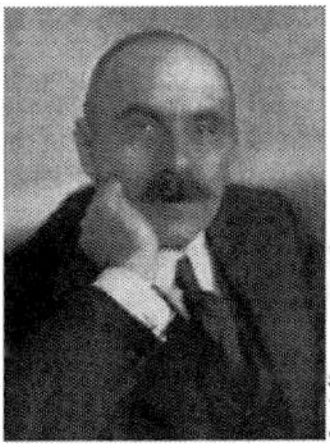

Foto: Archiv

Der Ärztetags-Sonderstempel kann bestellt werden bei Willi Greiner, Meisenweg 9, 47665 Sonsbeck, Telefon: 0 28 38/21 02. Kli

Anlässlich des 103. Deutschen Ärztetags, der im Mai 2000 in Köln stattfand, wurde ein Sonderstempel zur Erinnerung an August von Wassermann ausgegeben.

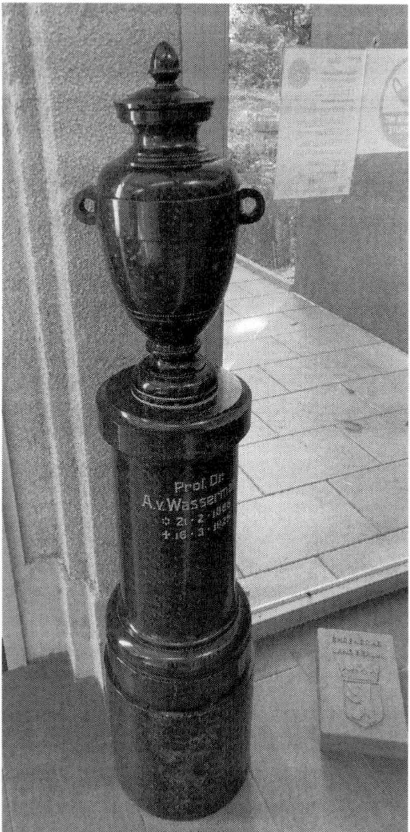

Die Urne August von Wassermanns befindet sich auf dem Urnenfriedhof Wedding in der Gerichtstraße.

Familienstammbaum

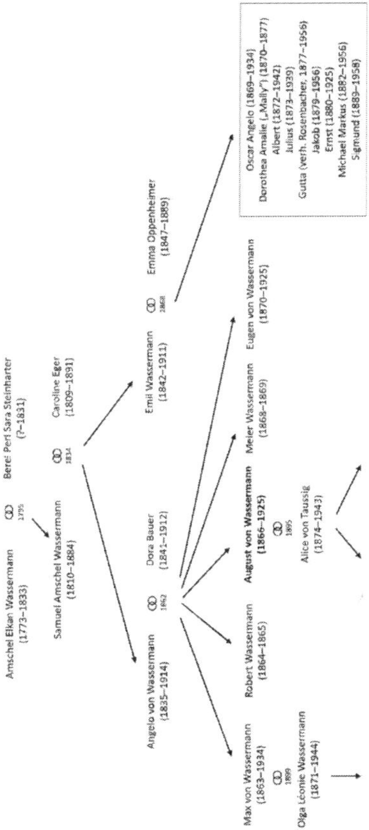

Familienstammbaum nach August von Wassermann
(aus Platzgründen konnten nicht alle Verwandten dargestellt werden)

Anmerkungen

1 Craig 1918. Der jüdische Arzt Walter Heinemann (1883–1968), der Wassermann in Berlin persönlich kennengelernt hatte und dessen Sinn für Humor schätzte, fragte diesen, nachdem sein Vater 1910 in den bayerischen Erbadel aufgenommen worden war und er sich fortan August von Wassermann nennen durfte, ob man das von ihm wenige Jahre zuvor entwickelte Nachweisverfahren zur Syphilisdiagnose in der Literatur nun nicht „von Wassermannsche Reaktion" nennen müsse (Heinemann 1968).

2 Zu seinen Lebzeiten wurde das von Fleck erstmals 1935 veröffentlichte Buch kaum rezipiert. Nach seiner „Wiederentdeckung" durch den amerikanischen Physiker und Wissenschaftshistoriker Thomas S. Kuhn (1922–1996) gilt es inzwischen jedoch als Klassiker der Wissenschaftstheorie (Fleck 2015).

3 Interessant ist in diesem Zusammenhang ein 2023 in einer internationalen Fachzeitschrift erschienener Beitrag, der den Bogen schlägt von Wassermanns Forschung zu der Entwicklung moderner Impfstoffe gegen COVID-19 (Grygorieva et al. 2023).

4 Krause 1998, Sauerteig 2020.

5 Ausführliche Informationen zur Geschichte der Familie Wassermann finden sich in dem Buch „Vom Salzfaktor zum Bankier" (Fitz 1992) und in einer Biographie über August von Wassermanns Cousin Oscar Wassermann (Barkai 2005). Die Memoiren von Gutta Rosenbacher, geb. Wassermann, einer Cousine August von Wassermanns, werden im Leo Baeck Institute in New York aufbewahrt. Einen Einblick in die Familiengeschichte geben auch die posthum vom Stadtarchiv Bamberg veröffentlichten Lebenserinnerungen von Margot Herrmann, geb. Wassermann (1906–1999), der Tochter von August von Wassermanns Cousin Albert Wassermann (Herrmann 2021).

6 Siehe Stammbaum S. 71.

7 Es ist Zufall, dass sich der Name des Bankhauses „A. E. Wassermann" sowohl auf die Initialen von Amschel Elkan Wassermann als auch auf die Anfangsbuchstaben der Vornamen seiner Enkel Angelo und Emil Wassermann beziehen lässt (Fitz 1992: 32).

8 So soll im Deutschen Krieg zwischen Preußen und Österreich 1866, als zu befürchten stand, dass preußische Truppen in Bamberg einmarschieren, das Bankhaus A. E. Wassermann mit der Aufbewahrung der Bestände der Königlich Bayerischen Staatsbank in Bamberg beauftragt worden sein. 1884 nahm die Hofkasse König Ludwigs II. eine Anleihe in Höhe von zehn Millionen Goldmark in Anspruch (Fitz 1992: 43).

9 Auf der amtlichen Meldekarte der Familie von Angelo Wassermann ist als Geburtsdatum von August Wassermann fälschlicherweise der 22. Februar 1866 angegeben (Stadtarchiv Bamberg, Signatur C9 + 58). Daher wird auch in manchen Gedenkbeiträgen dieses falsche Geburtsdatum genannt (Schneider 1966 a, c, d). In einem handschriftlich verfassten Lebenslauf gibt Wassermann selbst jedoch den 21. Februar an (Krause 1998: 206–209); dieses Datum ist auch auf seiner Urne vermerkt. Im Jahr der Geburt von August Wassermann war das Haus seines Großvaters Samuel Wassermann, in dem auch seine Eltern wohnten, als Haus Nr. 134 in Bamberger Adressbüchern verzeichnet. Offizielle Straßennamen und dazugehörige Hausnummern wurden in Bamberg erst 1878 eingeführt.

10 Fitz 1992: 73. Siehe Stammbaum S. 71.

11 Wilhelm 2014: 48. Heute hat hier die Bamberger Kreisgeschäftsstelle des Bayerischen Roten Kreuzes ihren Sitz.

12 Zuvor hatte das Bankhaus A. E. Wassermann die Adresse Langgasse bzw. Lange Straße 26 in Bamberg (in alten Adressbüchern Haus Nr. 134).

13 Das Buch „Juden in Bamberg“ des aus Bamberg stammenden und während des Nationalsozialismus nach England emigrierten Autors Herbert Loebl (1923–2013) ist eine gute Einführung in die jüdische Geschichte der Stadt (Loebl 1999).

14 Das von August Wassermann besuchte Gymnasium in Bamberg wurde im Jahr 1586 gegründet. Seit 1890 wurde es Altes Gymnasium (zuvor: Königliche Studienanstalt) genannt, da stark gestiegene Schülerzahlen zur Gründung des Neuen Gymnasiums (heute: Franz-Ludwig-Gymnasium) in Bamberg geführt hatten. 1965 wurde das Alte Gymnasium in Kaiser-Heinrich-Gymnasium umbenannt. Zwei Cousins August Wassermanns, Michael Wassermann (Abitur 1900) und Sigmund Wassermann (Abitur 1908) haben ihr Reifezeugnis am Neuen Gymnasium erhalten (Brand 1915).

15 Jahres-Bericht der Königlichen Studienanstalt zu Bamberg für das Studien-Jahr 1883/84 (einsehbar in der Staatsbibliothek Bamberg). Aus dem Bericht geht hervor, dass in dem Jahr, in dem August Wassermann sein Abitur machte, auch sein jüngerer Bruder Eugen sowie seine Cousins Oscar und Albert die Königliche Studienanstalt zu Bamberg besuchten.

16 Diese Information stammt aus einem handschriftlichen Lebenslauf Wassermanns, der sich in der Sammlung Darmstaedter in der Staatsbibliothek zu Berlin, Preußischer Kulturbesitz befindet (zit. nach Krause 1998: 206 f.).

17 Schriftliche Auskunft (E-Mail) des Universitätsarchivars Dr. Clemens Wachter vom 23. Juli 2024. Signatur des Sittenzeugnisses (besuchte Vorlesungen auf der Rückseite): UAE A3/21 Nr. 65.

18 Diese Information stammt aus einem handschriftlichen Lebenslauf Wassermanns, der sich in der Sammlung Darmstaedter in der Staatsbibliothek zu Berlin, Preußischer Kulturbesitz befindet (zit. nach Krause 1998: 249 f.).

19 Das „Tuberkulin“ genannte Präparat konnte in der Folge die Erwartungen an ein Heilmittel gegen Tuberkulose nicht erfüllen, wurde jedoch später erfolgreich zu diagnostischen Zwecken verwendet: Durch den Tuberkulin-Test kann bei Menschen, die eine Tuberkulose-Infektion aufweisen, eine spezifische Hautreaktion hervorgerufen werden.

20 Die Geschichte von der zunächst erfolglosen Bewerbung Wassermanns bei Robert Koch und die „Rettung“ durch das Angebot von Proskauer findet sich in der Literatur an mehreren Stellen: Neufeld 1925: 667, Schneider 1966d: 228, Silló-Seidl 1991: 66, Krause 1998: 9.

21 Dass Wassermann Bernhard Proskauer zeit seines Lebens in Dankbarkeit verbunden blieb, lässt sich anhand zweier Fundstücke aus der Israelischen Nationalbibliothek (NLI) belegen: Ein Sonderdruck eines Fachartikels Wassermanns ist mit der handschriftlichen Widmung versehen „seinem l. [lieben] Entdecker Proskauer“, ein Dankesschreiben an die Witwe Proskauer, die Wassermann im Jahr 1916 zu seinem 50. Geburtstag gratuliert hatte, enthält den Satz: „Dieselben [Glückwünsche] erfreuten mich umso mehr als sie aus dem Heime meines lieben unvergesslichen Freundes, Ihres verewigten Gatten kamen, dessen gütiges Wesen von entscheidender Bedeutung für meine gesamte Laufbahn war“ (NLI, Schwadron Collection, Schwad 01 06 225).

22 Wassermann und Proskauer 1891.

23 Der handschriftliche Lebenslauf Wassermanns befindet sich in der Sammlung Darmstaedter in der Staatsbibliothek zu Berlin, Preußischer Kulturbesitz (zit. nach Krause 1998: 206f.).

24 Wassermann 1894a: 354.

25 Behring und Kitasato 1890.

26 Ehrlich und Wassermann 1894, Ehrlich et al. 1894.

27 Streib 2000.

28 Bericht der *Berliner Börsen-Zeitung* vom 26. Mai 1898. In einem handschriftlichen Lebenslauf schreibt Wassermann: „Im Mai 1898 wurde mir seitens Sr. Excellenz des H. Ministers das Prädikat „Professor" verliehen" (Sammlung Darmstaedter in der Staatsbibliothek zu Berlin, Preußischer Kulturbesitz, zit. nach Krause 1998: 206f.).

29 Neufeld 1925: 667, Krause 1998: 10.

30 Das am Nordufer des Berlin-Spandauer Schifffahrtskanals gelegene historische Gebäude ist bis heute der Hauptsitz des Robert Koch-Instituts.

31 Sauerteig 2020, HU Archiv, PA Wassermann, Sign. W052. Im Rahmen seines Habilitationsverfahrens hielt Wassermann am 1. März 1901 eine öffentliche Probevorlesung „Über den Einfluss der Bakteriologie auf die Innere Medizin" (HU Archiv, Habilitationsakte Wassermann, Sign. 1348). Ein früheres Habilitationsgesuch (1894/95) Wassermanns war von der Medizinischen Fakultät der Berliner Universität als unzureichend abgelehnt worden (HU Archiv, Habilitationsakte Wassermann, Sign. 1345).

32 Wassermann veröffentlichte über seine USA-Reise mehrere Artikel (Wassermann 1904a und 1905c). Einen vor der *St. Louis Medical Society* am 10. September 1904 gehaltenen Vortrag mit dem Titel „The practical value of the immunity theory" beendete er mit den Worten: „I give you my heartiest thanks for your kind attention and for your indulgence in listening to my miserable English" (Wassermann 1904b).

33 Meldungen in der *Berliner Börsen-Zeitung* vom 5. April 1907 bzw. der *Saale-Zeitung* vom 6. Dezember 1911, HU Archiv, PA Wassermann, Sign. W052.

34 Kolle und Wassermann 1905 und 1906a.

35 Kolle und Wassermann 1902.

36 Wirth et al. 2001.

37 Wassermann und Schütze 1901.

38 Wassermann und Schütze 1901: 189.

39 Uhlenhuth 1901.

40 Anders ausgedrückt: Die Uhlenhuth-Probe bzw. der sichtbare Grad der Ausfällung (Präzipitation) basiert auf einer spezifischen Antigen-Antikörper-Reaktion.

41 Wirth et al. 2001: 221.

42 Wirth et al. 2001: 220.

43 Wirth et al. 2001: 221. In der Morgenausgabe des *Berliner Tageblatts* vom 21. Dezember 1904 erschien ein Artikel unter der Überschrift „Der Mord an Lucie Berlin". Darin wurde über das Gerichtverfahren wie folgt berichtet: „Sachverständiger Dr. Schultz läßt sich alsdann darüber aus, wie festgestellt worden ist, daß das an dem Korbe vorgefundene Blut Menschenblut sei. Er erörtert das in Anwendung gebrachte Wassermann-Schützesche biologische Eiweißdifferenzierungsverfahren und kommt zu dem Schluß, daß nach den Ergebnissen dieser Methode unter Anwendung aller nur denkbaren Kautelen behauptet werden muß, daß Menschenblut in Frage stehe. [...] Sachverständiger Prof. Wassermann legt Wesen und Bedeutung seiner Methode dar und kommt zu dem Schluß, daß die Methode nach seinen Vorschriften genügend ausgeführt worden ist, und nichts vorliegt, was zeigt, daß es an der nötigen Kontrolle gefehlt hätte".

44 Bei der Syphilis handelt es sich um eine in Stadien ablaufende chronische Infektionskrankheit mit einem breiten Spektrum klinischer Manifestationsformen: Im Primärstadium kommt es an der Eintrittspforte des Erregers zu einer festen, aber schmerzlosen Läsion (harter Schanker). Danach breitet sich der Erreger im gesamten Körper aus und kann zu multiplen Organschäden führen. Im Spätstadium treten durch Befall des zentralen Nervensystems schwere neurologische Störungen auf.

45 Schaudinn und Hoffmann 1905. Als die beiden Forscher im Mai 1905 vor der *Berliner Medizinischen Gesellschaft* die Entdeckung des Syphiliserregers verkündeten, schlug ihnen zunächst Misstrauen und Ablehnung entgegen. Zu häufig hatten sich in der Vergangenheit vermeintliche Entdeckungen der gesuchten Krankheitsursache als falsch erwiesen (Silló-Seidl 1978). Das lateinische Wort *pallidum* (= bleich), das bei der Namensgebung des Syphiliserregers gewählt wurde, bezog sich darauf, dass sich dieser nur schlecht durch Anilinfarben anfärben ließ.

46 Bialynicki-Birula 2008. Die Komplementbindungsreaktion ist eine Methode zum Nachweis von Antikörpern im Blutserum. Das Komplementsystem ist Teil des angeborenen Immunsystems. Es besteht aus im Blutplasma gelösten oder zellgebundenen Proteinen, die der Abwehr von Mikroorganismen dienen. Im Jahr 1906 gelang Bordet und Gengou die Isolierung des Keuchhustenerregers (Bordetella pertussis). Bordet erhielt für seine Entdeckungen auf dem Gebiet der Immunität 1919 den Nobelpreis für Medizin.

47 Plesch 1949, Krause 1998.

48 Der Wassermann-Test, dessen Durchführung im Labor mehrere, relativ komplizierte Schritte mit unterschiedlichen Reagenzien erforderte, war jedoch nicht perfekt. Ein Problem war die unzureichende Spezifität: Auch nicht-syphilitische Patienten, die unter anderen Krankheiten litten, erhielten mitunter fälschlicherweise einen positiven Wassermann-Test (Bialynicki-Birula 2008). Der Berliner Arzt Theodor Brugsch (1878–1963) schilderte in seinen Lebenserinnerungen folgende Anekdote: „Wassermann und ich hatten an diesem Abend bei Borchardt zwei Flaschen Burgunder getrunken, und wir gingen danach vergnügt Arm in Arm durch die Friedrichstraße, als uns einige der zu dieser späten Stunde dort promenierenden Mädchen ansprachen.

Wassermann, obwohl Bayer, wehrte in gutem Berliner Dialekt ab: „Ihr Meechens, wenn ihr wüßtet, daß hier ein Wassermann positiv vor euch steht, dann würdet ihr doch gleich abziehen.“ Ich würde mich freuen, wenn diese kleine Erzählung von Wassermann aus der Erinnerung nicht mehr verlorenginge“ (Brugsch 1978: 140).

49 Carl Bruck und Albert Neisser stammten beide aus jüdischen Familien. Bruck hatte von 1902 bis 1906 bei Wassermann am Berliner Institut für Infektionskrankheiten geforscht und war dann zu Neisser an die Universität Breslau gewechselt. Er war in der Zeit des Nationalsozialismus von Entrechtung und Verfolgung betroffen. Als die Gestapo ihn im Juni 1944 verhaften wollte, nahm er sich – auch um der drohenden Deportation zu entgehen – durch die Einnahme von Zyankali das Leben. 1921 kam es zwischen Bruck und Wassermann zu einer in der *Berliner klinischen Wochenschrift* veröffentlichten Auseinandersetzung, bei der es um „urheberrechtliche“ Fragen ging. Bruck vertrat dabei den Standpunkt, dass er an der Ausarbeitung der Serodiagnostik der Syphilis einen größeren Anteil gehabt habe, als Wassermann ihm zugestehen wolle (vgl. Krause 1998: 94–97).

50 Wassermann et al. 1906.

51 Ebd.: 746.

52 Ebd. Erst später stellte sich heraus, dass mit dem Wassermann-Test kein bakterienspezifisches Antigen detektiert wird, sondern das Lipid Cardiolipin.

53 Bis zur Markteinführung des Salvarsans galt das Einreiben mit Quecksilber nebst anschließender Schwitzkur als aussichtsreichste Therapieoption bei Syphilis. Das giftige Schwermetall führte jedoch zu schwerwiegenden Komplikationen. Auch das Salvarsan war – insbesondere bei nicht sachgemäßer Anwendung – nicht ohne Nebenwirkungen. Es wurde daraufhin

in seiner Löslichkeit und Handhabung verbessert („Neosalvarsan"). Erst nach dem Zweiten Weltkrieg wurde es durch Penicillin und moderne Antibiotika ersetzt.

54 Hüntelmann 2011: 185.

55 Wassermann 1915a.

56 Papp et al. 2024.

57 Theodor Ritter von Taussig war auch Vorstandsmitglied der Israelitischen Kultusgemeinde von Wien und zählte zu den prominentesten Repräsentanten des assimilierten jüdischen Groß- und Bildungsbürgertums der Habsburgermonarchie.

58 *Die Neuzeit*, Ausgabe vom 6. Dezember 1895, S. 533–534.

59 Die Wohnadressen der Familie von August von Wassermann wurden anhand digitalisierter Adressbücher nachvollzogen. Das Haus in der Rauchstraße 26, in dem August von Wassermann die letzten 13 Jahre vor seinem Tod lebte, existiert nicht mehr. Dort wo es einst stand, hat heute die Hauptgeschäftsstelle der Wirtschaftsprüferkammer ihren Sitz (Neubau aus dem Jahr 2000). Das Nachbarhaus, die Villa in der Rauchstraße 25, ist das einzige Gebäude des Blocks, das Bombenkrieg und Umbauten der Nachkriegszeit überstanden hat. Es beherbergt heute die syrische Botschaft.

60 Blumenthal 1950: 384.

61 Lewin 1928: 132.

62 Blumenthal 1950: 383.

63 Wassermann et al. 1911. Der Mediziner Michael Wassermann war ein Cousin August von Wassermanns (siehe S. 71).

64 Wassermann et al. 1911: 2389.

65 An der Entwicklung des Eosin-Selen-Präparats war der Frankfurter Chemiker Ernst Wassermann (1880–1925), ein weiterer Cousin August von Wassermanns und Bruder von Michael Wassermann, beteiligt (Wassermann et al. 1911: 2390).

66 Wassermann et al. 1911: 2391.

67 *New York Times*, Ausgaben vom 22. und 29. Dezember 1911 sowie vom 4. und 10. März 1912.

68 Wassermann und Hansemann 1912a und 1912b.

69 Mehr Informationen zur Geschichte der Kaiser-Wilhelm-Gesellschaft und ihrer Institute: https://www.mpg.de/geschichte/kaiser-wilhelm-gesellschaft.

70 Von Ihne und Guth 1913.

71 Von Ihne und Guth 1913.

72 Conrads und Lohff 2006.

73 Vom Brocke und Laitko 1996, Krause 1998.

74 Von Ungern-Sternberg und Von Ungern-Sternberg 1996.

75 Wassermann und Sommerfeld 1915.

76 Wassermann 1914b, Wassermann 1915b.

77 Krause 1998: 17, Sauerteig 2020.

78 *Berliner Tageblatt* vom 5. März 1916.

79 AMPG, I_001A_1446, Bl. 154.

80 Conrads und Lohff 2006.

81 Wassermann trat in der *Berliner Medizinischen Gesellschaft* auch als Referent in Erscheinung. So stellte er bei einer Sitzung am 20. Dezember 1911 zusammen mit David Paul von Hansemann erstmals seine Ergebnisse zur Chemotherapie des Mäusekrebses vor (Wassermann und Hansemann 1912a und 1912b).

82 Siehe Festschrift „100 Jahre Berliner Mikrobiologische Gesellschaft“ (2011). Online unter: http://bmg-ev.de/chronik.pdf.

83 Die *Freie Vereinigung für Mikrobiologie* trat vom 7. bis 9. Juni 1906 zum ersten Mal zu einer Tagung in Berlin zusammen. Veranstaltungsort des Gründungstreffens waren die Räume des Königlich Preußischen Instituts für Infektionskrankheiten, des heutigen RKI. 1922 erfolgte die Umbenennung in *Deutsche Vereinigung für Mikrobiologie*. 1949 erhielt die Fachgesellschaft ihren noch heute

gültigen Namen: *Deutsche Gesellschaft für Hygiene und Mikrobiologie* (DGHM) (https://www.dghm.org/startseite/geschichte/).

84 Weinert 2016: 36. Die Fürst Donnersmarck-Stiftung (FDST) wurde 1916 kurz vor seinem Tod von dem Großindustriellen Guido Graf Henckel Fürst von Donnersmarck (1830–1916) gegründet. Ziel war die Versorgung von Kriegsversehrten durch die Einrichtung einer Kur- und Heilanstalt für verwundete und erkrankte Soldaten und eine Forschungsstätte für die wissenschaftliche Verarbeitung und therapeutische Verwertung der im Ersten Weltkrieg gesammelten ärztlichen Erfahrungen. Doch Kriegsfolgen und Inflation führten dazu, dass die FDST erst in den 1950er Jahren operativ tätig wurde. Heute setzt sie sich auf vielfältige Weise für die Belange von Menschen mit Behinderungen ein.

85 *Jeversches Wochenblatt* vom 13. August 1913.

86 *Berliner Tageblatt* (Morgenausgabe) vom 9. März 1921.

87 Kuntz 2024: 39–41.

88 Die Nobelpreisnominierungen werden bis heute für 50 Jahre unter Verschluss gehalten. Für die Jahre 1901 bis 1953 wurden sämtliche Nominierungen für den Medizinnobelpreis inzwischen online veröffentlicht: https://www.nobelprize.org/nomination/archive/. Dass Wassermann sich durchaus Hoffnungen auf die Auszeichnung gemacht hatte, wird durch eine Feststellung seines ehemaligen Schülers Georg Blumenthal deutlich: „[…] der ersehnte und wohl auch verdiente Nobelpreis blieb ihm aber zu seinem großen Leidwesen versagt“ (Blumenthal 1950: 384).

89 Hansson et al. 2021.

90 Wininger 1931: 215.

91 Bradt 1926: 172–174.

92 Citron 1925 (Abdruck des Artikels auf S. 56).

93 Brenner 2011. Ein Jahr nach der Machtübernahme der

Nationalsozialisten stellte die Akademie ihre Aktivitäten ein.

94 Barkai 2005: 56f.

95 *Jüdische Pressezentrale Zürich* vom 30. Dezember 1921 (Nr. 175), S. 4. Zu den Teilnehmern des Treffens gehörte auch Julius Morgenroth (Kuntz 2024: 38f.).

96 Drei Monate vor seinem Tod erschien einer der letzten Artikel von Wassermanns: Anlässlich des 50-jährigen Bestehens der *Deutschen Medizinischen Wochenschrift* gab er einen Überblick über „Die Mikrobiologie und die Immunitätswissenschaft in den letzten 50 Jahren" (Wassermann 1924). Über die Bedeutung der Zeitschrift, in der er selbst eine Vielzahl eigener Beiträge veröffentlicht hatte, führte er „als einer der wenigen noch lebenden Zeugen jener großen Epoche" aus: „Speziell für Koch und seine Schüler war die „Deutsche Medizinische" gleichsam das publizistische Hausorgan geworden" (ebd.: 1682).

97 Ernst 1925, Reiter 1925.

98 Blumenthal 1950: 384.

99 Krause 1998: 19.

100 Der Autor eines Gedenkbeitrags zum 100. Geburtstag von August von Wassermann, der schreibt, dass der berühmte Forscher „auf seinen Wunsch im Familienbegräbnis in Bamberg beigesetzt" wurde, irrt (Schneider 1966d: 234).

101 *Kölnische Zeitung* vom 20. März 1925.

102 August von Wassermanns Eltern verwendeten Teile ihres Vermögens für karitative Zwecke. 1905 gründeten sie die „Angelo und Dora Wassermann'sche Stiftung für erholungsbedürftige Kaufleute in Bamberg" (Fitz 1992: 73–80).

103 Citron 1925 (Abdruck des Artikels auf S. 56).

104 Herrmann 2021: 107. Traueranzeige veröffentlicht von Max von Wassermann im *Berliner Tageblatt* vom 2. Juli 1925.

105 Laut Berliner Adressbuch wohnte Max von Wassermann mit

seiner Familie spätestens seit 1910 in der Matthäikirchstraße 6 im Berliner Tiergartenviertel, das in den 1930er Jahren im Zuge der von Albert Speer (1905–1981) geplanten „Welthauptstadt Germania" teilweise abgerissen und im Zweiten Weltkrieg fast vollständig zerstört wurde. Dort, wo sich einst das Haus Matthäikirchstraße 6 befand, steht heute die Kunstbibliothek der Staatlichen Museen zu Berlin (Kessemeier 2023). Mehr Informationen über die Kunstsammlung der Familie von Max von Wassermann sind bei Ebert und Saalmann 2019 zu finden.

106 Siehe Stammbaum S. 71.

107 Fitz 1992: 80–86.

108 Sels 2023.

109 Nach Stücken aus der Kunstsammlung von Robert von Wassermann wird bis heute gesucht: https://www.lostart.de/de/verlust/person/wassermann-robert-von-bruessel/541684.

110 Sels 2023.

111 Informationen zu Alice von Wassermanns Schicksal nach dem Tod ihres Mannes finden sich hier: https://www.crt-ii.org/_awards/_denials/_apdfs/Wassermann_Alice_den.pdf

112 Die Ehepartner hießen Joseph Verheyden und Lucienne Floss. Lucienne Floss brachte in die Ehe mit Robert von Wassermann ihren Sohn André ein, der am 18. März 1940 im belgischen Uccle geboren wurde und wahrscheinlich aus einer vorherigen Beziehung stammte (https://www.crt-ii.org/_awards/_denials/_apdfs/Wassermann_Alice_den.pdf).

113 Sels 2023.

114 Im Gebäude des ehemaligen Sammellagers in Mechelen ist heute die „Kazerne Dossin – Gedenkstätte, Museum und Dokumentationszentrum für Holocaust und Menschenrechte" untergebracht: https://kazernedossin.eu/en/.

115 Schreiber 2000.

116 Meinen 2008: 65.

117 Mitunter findet sich in der Literatur der Hinweis, dass Robert von Wassermann wie seine Mutter dem Holocaust zum Opfer gefallen sei. Dies ist jedoch nicht korrekt. Ein weiterer Beleg hierfür: Ein Brief von Robert von Wassermann (Robert de Wasserman), datiert vom 6. Dezember 1976, wird im Archiv des RKI aufbewahrt.

118 Bei Fitz 1992: 85 wird als Sterbejahr 1961 angegeben. Einer Onlinerecherche zufolge ist Franz Wassermann jedoch am 21. Februar 1956 gestorben und auf dem Friedhof Kiryat Shaul in Tel Aviv beerdigt worden (https://gravez.me). Dieses Datum wird auch in folgendem Dokument genannt: https://www.crt-ii.org/_awards/_denials/_apdfs/Wassermann_Alice_den.pdf.

119 Siehe Stammbaum S. 71. Über Oscar Wassermann liegt eine umfangreiche Biographie vor (Barkai 2005).

120 Oscar Wassermanns erste Frau Margarethe („Grete") Fürst, mit der er zwei Töchter hatte, starb 1924. Zwei Jahre später heiratete er die ebenfalls verwitwete Katharina („Käthe") Haupt (verw. Niemann). Die beiden richteten in der Tiergartenstraße 8d häufig Abendveranstaltungen und Hauskonzerte aus. Ihr Gästebuch aus den Jahren 1926 bis 1931 zeigt eine beeindruckende Bandbreite bekannter Persönlichkeiten aus Wirtschaft, Wissenschaft, Kultur und Politik, die Einladungen der Wassermanns gefolgt sind (Weissberg 2023). Dort, wo sich einst das Haus Tiergartenstraße 8d befand, steht heute die Gemäldegalerie der Staatlichen Museen zu Berlin.

121 Laut Sterbeurkunde war seine letzte Wohnadresse die Rauchstraße 14 im Tiergartenviertel.

122 Sigmund Wassermann, der 1912 an der Universität Erlangen mit einer Arbeit über „Das Sortengeschäft in seiner historischen Entwicklung" zum Dr. phil. promoviert worden war (Fitz 1992:

103), starb 1958 in New York. Bis zu seinem Tod amtierte er als Schatzmeister des Leo Baeck Institute (Herrmann 2021: 111).

123 Herrmann 2021: 110.

124 Für Helene von Taussig wurde 2014 vor ihrem letzten Wohnort in Anif bei Salzburg ein Stolperstein verlegt: https://www.stolpersteine-salzburg.at/stolperstein/von-taussig_helene/.

125 Mehr Informationen zur Verlegung der Stolpersteine für Mitglieder der Familie Wassermann in Bamberg: https://www.bamberger-onlinezeitung.de/2013/04/27/stolpersteine-vor-villa-wassermann/.

126 Herrmann 2021: 108. Für Ilse Wassermann wurde 2010 vor ihrem letzten Wohnort in Berlin-Spandau (Mahnkopfweg 13-15) ein Stolperstein verlegt: https://www.stolpersteine-berlin.de/de/mahnkopfweg/13-15/ilse-wassermann.

127 *Jüdische Rundschau* vom 30. September 1938. Das Bestreben der Nationalsozialisten neben der physischen Verfolgung und Vertreibung jüdischer Menschen auch die Erinnerung an herausragende jüdische Persönlichkeiten (Wissenschaftler, Künstler, Politiker etc.) der Geschichte auszulöschen, kann als Ausdruck der bereits im Römischen Reich ausgeübten „damnatio memoriae" (lateinisch für „Verdammung des Andenkens") verstanden werden.

128 Kuntz 2024: 65.

129 Der August-von-Wassermann-Platz ist eine Grünfläche, die sich zu einem Biotop für selten gewordene Pflanzen- und Insektenarten entwickeln soll.

130 Sowohl für Berlin als auch für Bamberg (Fränkel 2002: 87) lässt sich belegen, dass bei der Benennung der jeweiligen Wassermannstraße explizit August von Wassermann als Namensgeber ausgewählt wurde. In Bamberg wurde der Bau der Wassermannstraße in einem Neubaugebiet zwar bereits 1960 beschlossen,

allerdings erst Ende der 1960er Jahre tatsächlich realisiert.

131 Blumenthal 1950.

132 Blumenthal 1950: 384.

133 Stadtarchiv Bamberg, Signatur C2 + 20427 (Akte, Betreff: Feier des 100. Geburtstages Dr. A. von Wassermann). Ursprünglich sollte die Gedenkveranstaltung am Geburtstag Wassermanns, also am 21. Februar 1966 stattfinden, wurde aber auf den 11. März verlegt, da der Festredner Knorr am ersten Termin verhindert war.

134 AMPG, III_084-2_6227, Bl. 16–18.

135 Stadtarchiv Bamberg, Signatur C2 + 20427 (Akte, Betreff: Feier des 100. Geburtstages Dr. A. von Wassermann). Ein namentlich genannter Vertreter des Institut Pasteur war Jean Levaditi (1906–1991), Sohn des berühmten Mikrobiologen Constantin Levaditi (1874–1953).

136 AMPG, III_084-2_5360, Bl. 1; Schneider 1966a-d. Wie aus einem Artikel hervorgeht, hatte Schneider als junger Arzt Wassermann in Berlin noch persönlich kennengelernt (Schneider 1966b).

137 AMPG, III_084-2_5034, Bl. 1.

138 Silló-Seidl 1978 und 1991.

139 Die Dissertation von Peter Krause liefert ein annähernd vollständiges Verzeichnis der von Wassermann veröffentlichten Arbeiten (Krause 1998: 218–247). Der RKI-Forscher Karl-Ernst Gillert (1920–1988) hatte bereits 1977 den Versuch unternommen, eine Bibliographie der Veröffentlichungen Wassermanns zu erstellen (Gillert 1977).

Literatur

Barkai A (2005) Oscar Wassermann und die Deutsche Bank. Bankier in schwieriger Zeit. Verlag C. H. Beck: München.

Behring E, Kitasato S (1890) Ueber das Zustandekommen der Diphtherie-Immunität und der Tetanus-Immunität bei Thieren. *Deutsche Medicinische Wochenschrift* 16 (49): 1113–1114.

Bialynicki-Birula R (2008) The 100th anniversary of Wassermann-Neisser-Bruck reaction. *Clinics in Dermatology* 26 (1): 79–88.

Blumenthal G (1950) August v. Wassermann zum 25. Todestage am 16. März 1925. *Zeitschrift für Immunitätsforschung und experimentelle Therapie* 107: 380–384.

Bradt G (1926) August von Wassermann (Nekrolog). In: Jacobson J, Segall J (Hrsg) Jüdisches Jahrbuch für Groß-Berlin. Scherbel & Co. Verlag: Berlin: 172–174.

Brand E (1915) Die ersten 25 Jahre des Neuen Gymnasiums Bamberg (1890–1915). W. Gärtners Buchdruck: Bamberg.

Brenner M (2011) Akademie für die Wissenschaft des Judentums. In: Diner D (Hrsg) Enzyklopädie jüdischer Geschichte und Kultur (EJGK). Band 1: A-Cl. Metzler: Stuttgart/Weimar: 20–22.

Brugsch T (1978) Arzt seit fünf Jahrzehnten. 10. Auflage. Rütten & Loening: Berlin.

Citron J (1925) Erinnerungen an Wassermann. *Berliner Tageblatt* vom 30. März 1925.

Conrads H, Lohff B (2006) Carl Neuberg – Biochemie, Politik und Geschichte. Lebenswege und Werk eines fast verdrängten Forschers. Franz Steiner Verlag: Stuttgart.

Craig CF (1918) The Wassermann test. C. V. Mosby Company: St Louis.

Ebert A, Saalmann T (2019) Eine Berliner Deckelvase aus der Sammlung Wassermann. In: Schreck A-C (Hrsg) Gekauft –

Getauscht – Geraubt? Erwerbungen des Germanischen Nationalmuseums zwischen 1933 und 1945: Weitere Ergebnisse der Provenienzforschung. arthistoricum.net: Heidelberg: 87–95.
Ernst F (1925) Zum Tode August von Wassermanns. *Iserlohner Kreisanzeiger* vom 20. März 1925.
Fitz D-E (1992) Vom Salzfaktor zum Bankier. Familie Wassermann: Spiegelbild eines emanzipatorischen Einbürgerungsprozesses. F. Steinmeier: Nördlingen.
Fleck L (2015) Entstehung und Entwicklung einer wissenschaftlichen Tatsache. Einführung in die Lehre vom Denkstil und Denkkollektiv. Mit einer Einleitung herausgegeben von Lothar Schäfer und Thomas Schnelle. 10. Auflage. suhrkamp taschenbuch wissenschaft 312. Suhrkamp Verlag: Frankfurt am Main.
Fränkel HF (2002) Neue und alte Bamberger Straßen. 4. verbesserte Auflage. Online unter: https://www.stadt.bamberg.de/media/custom/1829_171_1.PDF?1454331003
Gillert K-E (1977) August von Wassermann, zur Bibliographie seiner Arbeiten. *Zentralblatt für Bakteriologie, Parasitenkunde, Infektionskrankheiten und Hygiene.* I. Abteilung, Referate 254: 289–291.
Grygorieva G, Pylypenko D, Krasnopolsky Y (2023) Liposomes: from August Wassermann to vaccines against COVID-19. *ADMET & DMPK* 11 (4): 487–497.
Hansson N, Padrini G, Moll FH, Halling T, Timmermann C (2021) Why so few Nobel Prizes for cancer researchers? An analysis of Nobel Prize nominations for German physicians with a focus on Ernst von Leyden and Karl Heinrich Bauer. *Journal of Cancer Research and Clinical Oncology* 147 (9): 2547–2553.
Heinemann W (1968) August von Wassermann. *JAMA* 205 (9): 648.
Herrmann M (2021) Rückspiegel. Die Erinnerungen einer Bambergerin aus der jüdischen Bankiersfamilie Wassermann. Herausgegeben und kommentiert von Horst Gehringer und Regina Hanemann.

Stadtarchiv Bamberg: Bamberg.
Hüntelmann AC (2011) Paul Ehrlich. Leben, Forschung, Ökonomien, Netzwerke. Wallstein Verlag: Göttingen.
Kessemeier G (2023) Matthäikirchstraße 4 – Wiederentdeckung einer besonderen Nachbarschaft. Online unter: https://www.spkmagazin.de/die-kunstgeschichten-des-tiergartenviertels.html.
Krause P (1998) August von Wassermann (1866–1925). Leben und Werk unter besonderer Berücksichtigung der Wassermannschen Reaktion. Inauguraldissertation: Universität Mainz.
Kuntz B (2024) Julius Morgenroth. Bakteriologe – Immunologe – Mitbegründer der Chemotherapie. Jüdische Miniatur Band 312. Hentrich & Hentrich Verlag: Berlin/Leipzig.
Lewin C (1928) Die Chemotherapie der malignen Geschwülste. In: N. N. (Hrsg) Zum 25-jährigen Bestehen des Universitätsinstituts für Krebsforschung an der Charité am 8. Juni 1928. Springer-Verlag: Berlin/Heidelberg: 132–137.
Loebl H (1999) Juden in Bamberg. Die Jahrzehnte vor dem Holocaust. Verlag Fränkischer Tag: Bamberg.
Meinen I (2008) Die Deportation der Juden aus Belgien und das Devisenschutzkommando. In: Hürter J, Zarusky J (Hrsg) Besatzung, Kollaboration, Holocaust. Neue Studien zur Verfolgung und Ermordung der europäischen Juden. Band 97 der Reihe Schriftenreihe der Vierteljahrshefte für Zeitgeschichte. R. Oldenbourg Verlag: München: 45–79.
Neufeld F (1925) August v. Wassermann †. *Deutsche Medizinische Wochenschrift* 51 (16): 667–668.
Papp JR, Park IU, Fakile Y, Pereira L, Pillay A, Bolan GA (2024) CDC Laboratory Recommendations for Syphilis Testing, United States, 2024. *Morbidity and Mortality Weekly Report, Recommendations and Reports* 73 (1): 1–32.
Plesch J (1949) János. Ein Arzt erzählt sein Leben. Paul List Verlag:

München.
Reiter H (1925) August v. Wassermann †. *Münchener Medizinische Wochenschrift* 72 (20): 813–814.
Sauerteig L (2020) Wassermann, August von. In: Neue Deutsche Biographie 27 (2020), S. 446–447 Online unter: https://www.deutsche-biographie.de/.
Schaudinn F, Hoffmann E (1905) Vorläufiger Bericht über das Vorkommen von Spirochaeten in syphilitischen Krankheitsprodukten und Papillomen. In: Arbeiten aus dem Kaiserlichen Gesundheitsamte, Band 22, Heft 2. Verlag von Julius Springer: Berlin.
Schneider GH (1966a) Zum 100. Geburtstag von August Paul v. Wassermann. *Deutsches Ärzteblatt* 63 (9): 586.
Schneider GH (1966b) Persönliche Erinnerungen an August Paul von Wassermann zu dessen 100. Geburtstag. *Deutsche Apotheker-Zeitung* 106 (52): 1908–1909.
Schneider GH (1966c) August Paul von Wassermann zum 100. Geburtstag. Aus der Berliner Pionierzeit der Bakteriologie und Serologie. *Berliner Ärzteblatt* 79 (5): 278–279.
Schneider GH (1966d) Dem großen Entdecker August Paul von Wassermann aus der Ära der Serologie der Berliner Medizin um die Jahrhundertwende. *Bayerisches Ärzteblatt* 21 (3): 223–234.
Schreiber M (2000) Stille Rebellen: Der Überfall auf den 20. Deportationszug nach Auschwitz. Aufbau-Verlag: Berlin.
Sels G (2023) Le trésor de guerre des nazis. Enquête sur le pillage d'art en Belgique. Racine: Bruxelles.
Silló-Seidl G (1978) Ärzte ohne Nobelpreis deren Entdeckungen Millionen Menschen geholfen haben. Ariston Verlag: Genf.
Silló-Seidl G (1991) Pioniere der modernen Medizin: Jüdische Ärzte deutscher Sprache. Verlag Dietmar Fölbach: Koblenz.
Streib T (2000) Hermann Kossel – Biographie eines Hygienikers. Zahnmedizinische Dissertation an der Universität Heidelberg.

Uhlenhuth P (1901) Eine Methode zur Unterscheidung der verschiedenen Blutarten, im besonderen zum differentialdiagnostischen Nachweise des Menschenblutes. *Deutsche Medicinische Wochenschrift* 27 (6): 82–83.

Vom Brocke B, Laitko H (Hrsg) (1996) Die Kaiser-Wilhelm-/Max-Planck-Gesellschaft und ihre Institute. Studien zu ihrer Geschichte: Das Harnack-Prinzip. Walter de Gruyter: Berlin/New York.

Von Ihne E, Guth M (1913) Das neue Kaiser-Wilhelm-Institut für experimentelle Therapie in Berlin-Dahlem. *Zentralblatt der Bauverwaltung* 33 (Nr. 98): 677–679.

Von Ungern-Sternberg J, Von Ungern-Sternberg W (1996) Der Aufruf „An die Kulturwelt!". Das Manifest der 93 und die Anfänge der Kriegspropaganda im Ersten Weltkrieg. Franz Steiner Verlag: Stuttgart.

Weinert S (2016) 100 Jahre Fürst Donnersmarck-Stiftung 1916–2016. Online unter: https://www.fdst.de/fileadmin/user_upload/Dokumente/Stiftung/buch_100-jahre-fdst.pdf

Weissberg N (Hrsg) (2023) Gästebuch des jüdischen Bankiers Oscar Wassermann, Vorstandssprecher der Deutschen Bank 1923–1933. Lichtig Verlag: Berlin.

Wilhelm JV (2014) Das Haingebiet der Stadt Bamberg. Städtebaulich-denkmalpflegerischer Rahmenplan – Bestandsanalyse und Zielplanung. Hrsg. durch das Stadtplanungsamt der Stadt Bamberg. Online unter: http://planungsamt.bamberg.de/dmdocuments/rahmenplan_haingebiet.pdf.

Wininger S (1931) Grosse Jüdische National-Biographie, Band 6. Tipografia „ARTA": Cernăuţi.

Wirth I, Strauch H, Geserick G (2001) Das Uhlenhuth-Verfahren. Vorgeschichte in Berlin und erste forensische Gutachten. *Rechtsmedizin* 11 (5): 217–222.

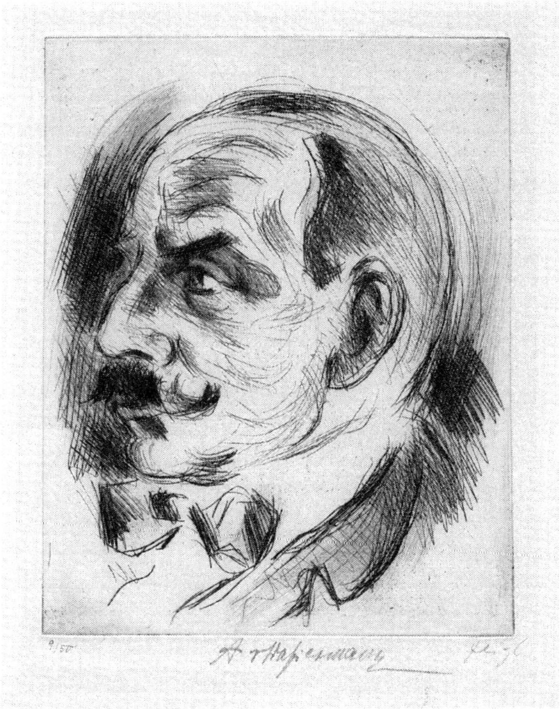

August von Wassermann auf einer Radierung von Friedrich Feigl (1884–1965), einem deutsch-jüdischen Maler, der aus Prag stammte und Mitschüler von Franz Kafka (1883–1924) war. Die Radierung erschien 1920 in der Ausgabe „Köpfe. Eine Sammlung von Bildnis-Radierungen bekannter Persönlichkeiten“ im Leipziger Verlag Friedrich Dehne. Eine auf 50 Exemplare limitierte Auflage (hier Nr. 9/50) wurde von Feigl und Wassermann signiert.

August von Wassermann: Wissenschaftliches Publikationsverzeichnis (Auswahl)

In rund 35 Jahren hat August von Wassermann mehr als 230 Artikel in wissenschaftlichen Fachzeitschriften und Büchern veröffentlicht.[139] Deren bibliographische Angaben können hier aus Platzgründen nicht alle aufgeführt werden. Eine Auswahl von 85 Veröffentlichungen Wassermanns gibt jedoch einen guten Überblick über die thematische Vielfalt und Schwerpunkte seines wissenschaftlichen Schaffens.

1. Wassermann A (1888) Ueber die Wirkung des Sulfonals. Inaugural-Dissertation der Medicinischen Facultät der Kaiser-Wilhelms-Universität Strassburg. Universitäts-Buchdruckerei von J. H. Ed. Heitz (Heitz & Mündel): Strassburg.
2. Wassermann A, Proskauer B (1891) Ueber die von den Diphtheriebacillen erzeugten Toxalbumine. *Deutsche Medicinische Wochenschrift* 17 (17): 585–588.
3. Brieger L, Kitasato S, Wassermann A (1892) Ueber Immunität und Giftfestigung. *Zeitschrift für Hygiene und Infektionskrankheiten* 12: 137–182.
4. Brieger L, Wassermann A (1892a) Ueber künstliche Schutzimpfung von Thieren gegen Cholera asiatica. *Deutsche Medicinische Wochenschrift* 18 (31): 701.
5. Brieger L, Wassermann A (1892b) Beobachtungen über das Auftreten von Toxalbuminen beim Menschen. In: Direction des Königl. Charité-Krankenhauses zu Berlin (Hrsg) Charité-Annalen, 17. Jahrgang. Verlag von August Hirschwald: Berlin: 822–834.

6. Wassermann A (1893a) Untersuchungen über Immunität gegen Cholera asiatica. *Zeitschrift für Hygiene und Infektionskrankheiten* 14: 35–45.
7. Wassermann A (1893b) Ueber differentielle Diagnostik von entzündlichen Lungenaffectionen. *Deutsche Medicinische Wochenschrift* 19 (47): 1201–1205.
8. Pfeiffer R, Wassermann A (1893) Untersuchungen über das Wesen der Choleraimmunität. *Zeitschrift für Hygiene und Infektionskrankheiten* 14: 46–63.
9. Wassermann A (1894a) Beitrag zur Lehre von der Tuberculose im frühesten Kindesalter. *Zeitschrift für Hygiene und Infektionskrankheiten* 17: 343–354.
10. Wassermann A (1894b) Ueber Concentrirung der Diphtherieantitoxine aus der Milch immunisirter Thiere. *Zeitschrift für Hygiene und Infektionskrankheiten* 18: 235–238.
11. Wassermann A (1894c) Beitrag zur Lehre vom Typhus abdominalis. In: Direction des Königl. Charité-Krankenhauses zu Berlin (Hrsg) Charité-Annalen, 19. Jahrgang. Verlag von August Hirschwald: Berlin: 546–560.
12. Ehrlich P, Wassermann A (1894) Ueber die Gewinnung der Diphtherie-Antitoxine aus Blutserum und Milch immunisirter Thiere. *Zeitschrift für Hygiene und Infektionskrankheiten* 18: 239–250.
13. Ehrlich P, Kossel H, Wassermann A (1894) Ueber Gewinnung und Verwendung des Diphtherieheilserums. *Deutsche Medicinische Wochenschrift* 20 (16): 353–355.
14. Wassermann A (1895a) Ueber die persönliche Disposition und die Prophylaxe gegenüber Diphtherie. *Zeitschrift für Hygiene und Infektionskrankheiten* 19: 408–426.
15. Wassermann A (1895b) Ueber Lepra. *Berliner Klinische Wochenschrift* 32 (50): 1087–1089.
16. Wassermann A (1895c) Ueber Variola. In: Direction des

Königl. Charité-Krankenhauses zu Berlin (Hrsg) Charité-Annalen, 20. Jahrgang. Verlag von August Hirschwald: Berlin: 565–575.

17. Wassermann A (1896) Experimentelle Untersuchungen über einige theoretische Punkte der Immunitätslehre. *Zeitschrift für Hygiene und Infektionskrankheiten* 22: 263–313.
18. Wassermann A (1897a) Experimentelle Beiträge zur Serumtherapie vermittels antitoxisch und bactericid wirkender Serumarten. *Deutsche Medicinische Wochenschrift* 23 (17): 262–265.
19. Wassermann A (1897b) Ueber Gonokokken-Cultur und Gonokokken-Gift. *Berliner Klinische Wochenschrift* 34 (32): 685–687.
20. Wassermann A (1898) Ueber eine neue Art von künstlicher Immunität. *Berliner Klinische Wochenschrift* 35 (1): 4–5.
21. Wassermann A, Takaki T (1898) Ueber tetanusantitoxische Eigenschaften des normalen Centralnervensystems. *Berliner Klinische Wochenschrift* 35 (1): 5–6.
22. Wassermann A (1898) Weitere Mittheilung über „Seitenketten-Immunität". *Berliner Klinische Wochenschrift* 35 (10): 209–211.
23. Wassermann A (1900a) Ueber neue Versuche auf dem Gebiete der Serumtherapie. *Deutsche Medicinische Wochenschrift* 26 (18): 285–287.
24. Wassermann A (1900c) Ueber den Stand der Schutzimpfungen gegen Schweineseuche und Schweinepest. *Deutsche Thierärztliche Wochenschrift* 8 (20): 180–182.
25. Wassermann A (1900b) Einige Beiträge zur Pathologie der Influenza. *Deutsche Medicinische Wochenschrift* 26 (28): 445–447.
26. Wassermann A, Menzer A (1901) Über die bakteriologischen Methoden. In: Mendelsohn M (Hrsg) Der Ausbau im diagnostischen Apparat der Medizin. Verlag von J. F. Bergmann: Wiesbaden: 40–52.
27. Wassermann A, Schütze A (1901) Ueber eine neue forensische

Methode zur Unterscheidung von Menschen- und Thierblut. *Berliner Klinische Wochenschrift* 38 (7): 187–190.
28. Wassermann A (1902) Ueber die neueren Fortschritte auf dem Gebiete der Immunität. *Hygienische Rundschau* 12 (7): 362–368.
29. Kolle W, Wassermann A (Hrsg) (1902) Handbuch der pathogenen Mikroorganismen. 6 Bände (erschienen von 1902–1909). Verlag von Gustav Fischer: Jena.
30. Wassermann A, Ostertag R (1902) Ueber Immunisirungsversuche gegenüber Schweineseuchebacterien. *Monatshefte für praktische Thierheilkunde* 13: 466–476.
31. Wassermann A (1903a) Ueber Agglutinine und Präcipitine. *Zeitschrift für Hygiene und Infektionskrankheiten* 42: 267–292.
32. Wassermann A (1903b) Experimentelle Beiträge zur Frage der aktiven Immunisierung des Menschen. In: N. N. (Hrsg) Festschrift zum sechszigsten Geburtstag von Robert Koch. Verlag von Gustav Fischer: Jena: 527–540.
33. Wassermann A, Schütze A (1903) Ueber die Spezifität der Eiweiss präzipitirenden Sera und deren Werthbemessung für die Praxis. *Deutsche Medicinische Wochenschrift* 29 (11): 192–195.
34. Wassermann A (1904a) Die medizinische Abteilung der deutschen Unterrichts-Ausstellung in St. Louis. *Deutsche Medizinische Wochenschrift* 30 (17): 638–639.
35. Wassermann A (1904b) The practical value of the immunity theory. *St. Louis Medical Review* 50 (12): 181–182.
36. Wassermann A, Bruck C (1904) Ueber die Wirkungsweise der Antitoxine im lebenden Organismus. *Deutsche Medizinische Wochenschrift* 30 (21): 764–766.
37. Wassermann A, Ostertag R (1904) Über polyvalente (multipartiale) Sera mit besonderer Berücksichtigung der Immunität gegenüber den Erregern der Schweineseuche. *Zeitschrift für Hygiene und Infektionskrankheiten* 47: 416–427.

38. Wassermann A (1905a) Die Bedeutung der Bakterien für die Gesundheitspflege. Veröffentlichungen des Deutschen Vereins für Volks-Hygiene, Heft 8. Verlag von R. Oldenbourg: München/ Berlin.
39. Wassermann A (1905b) Schule und Infektionskrankheiten. *Medizinische Klinik* 1 (21): 517–518.
40. Wassermann A (1905c) Ärzte, ärztliches Studium und Fortbildungswesen in Amerika. *Zeitschrift für ärztliche Fortbildung* 2 (12): 394–398 und (14) 457–459.
41. Wassermann A, Citron J (1905a) Die lokale Immunität der Gewebe und ihre praktische Wichtigkeit. *Deutsche Medizinische Wochenschrift* 31 (15): 573–575.
42. Wassermann A, Citron J (1905b) Zur Frage der Bildung von bakteriellen Angriffsstoffen im lebenden Organismus. *Deutsche Medizinische Wochenschrift* 31 (28): 1101–1103.
43. Wassermann A, Citron J (1905c) Ueber die Bildungsstätten der Typhusimmunkörper. Ein Beitrag zur Frage der localen Immunität der Gewebe. *Zeitschrift für Hygiene und Infektionskrankheiten* 50: 331–348.
44. Wassermann A, Bruck C (1905) Ist die Komplementbindung beim Entstehen spezifischer Niederschläge eine mit der Präzipitierung zusammenhängende Erscheinung oder Ambozeptorenwirkung? *Medizinische Klinik* 1 (55): 1409–1411.
45. Kolle W, Wassermann A (1906a) Untersuchungen über Meningokokken. In: Von Eiselsberg A, Flügge C, Kraus F, von Mering J, Werth R (Hrsg) Klinisches Jahrbuch Band 15. Verlag von Gustav Fischer: Jena: 507–522.
46. Kolle W, Wassermann A (1906b) Versuche zur Gewinnung und Wertbestimmung eines Meningococcenserums. *Deutsche Medizinische Wochenschrift* 32 (16): 609–612.
47. Wassermann A, Bruck C (1906) Experimentelle Studien über die

Wirkung von Tuberkelbacillen-Präparaten auf den tuberculös erkrankten Organismus. *Deutsche Medizinische Wochenschrift* 32 (12): 449–454.

48. Wassermann A, Neisser A, Bruck C (1906) Eine serodiagnostische Reaktion bei Syphilis. *Deutsche Medizinische Wochenschrift* 32 (19): 745–746.
49. Wassermann A, Ostertag R, Citron J (1906) Ueber das gegenseitige immunisatorische Verhalten des Löffler'schen Mäusetyphusbacillus und der Schweinepestbacillen. *Zeitschrift für Hygiene und Infektionskrankheiten* 52: 282–286.
50. Wassermann A, Neisser A, Bruck C, Schucht A (1906) Weitere Mitteilungen über den Nachweis spezifisch-luetischer Substanzen durch Komplementverankerung. *Zeitschrift für Hygiene und Infektionskrankheiten* 55: 451–477.
51. Wassermann A, Plaut F (1906) Ueber das Vorhandensein syphilitischer Antistoffe in der Cerebrospinalflüssigkeit von Paralytikern. *Deutsche Medizinische Wochenschrift* 32 (44): 1769–1772.
52. Wassermann A (1907a) Pocken. *Zeitschrift für ärztliche Fortbildung* 4 (2): 40–50.
53. Wassermann A (1907b) Die Immunitätswissenschaft und ihre Bedeutung für die Praxis. *Deutsche Medizinische Wochenschrift* 33 (16): 617–621.
54. Wassermann A (1907c) Ueber die bisherigen Erfahrungen mit dem Meningococcen-Heilserum bei Genickstarrekranken. *Deutsche Medizinische Wochenschrift* 33 (39): 1585–1587.
55. Wassermann A, Citron J (1907) Ueber die Beziehungen des Serums zu gewissen Nährstoffen (Glykogen, Albumosen, Pepton). *Zeitschrift für experimentelle Pathologie und Therapie* 4: 273–320.
56. Wassermann A (1908) Ueber die Serodiagnostik der Syphilis und ihre praktische Bedeutung für die Medizin. *Wiener klinische Wochenschrift* 21 (21): 745–748.

57. Wassermann A, Leuchs J (1908) Die Methoden der Schutzimpfung des Menschen gegen Pest. In: Kraus R, Levaditi C (Hrsg) Handbuch der Technik und Methodik der Immunitätsforschung. Erster Band. Verlag von Gustav Fischer: Jena: 797–820.
58. Wassermann A (1910) Grundzüge der Immunotherapie. *Zeitschrift für ärztliche Fortbildung* 7 (14): 417–421.
59. Von Wassermann A, Ledermann R (1911) Über einen Versuch, die lokale Immunität für die Praxis brauchbar zu machen. *Medizinische Klinik* 7 (13): 479–481.
60. Von Wassermann A, Keysser F, Wassermann M (1911) Beiträge zum Problem: Geschwülste von der Blutbahn aus therapeutisch zu beeinflussen. *Deutsche Medizinische Wochenschrift* 37 (51): 2389–2391.
61. Von Wassermann A, Wassermann M (1912) Technik der Immunotherapie. In: Schwalbe J (Hrsg) Therapeutische Technik für die ärztliche Praxis. 3. Auflage. Georg Thieme Verlag: Leipzig: 347–368.
62. Von Wassermann A, von Hansemann D (1912a) Chemotherapeutische Versuche an tumorkranken Tieren. *Berliner Klinische Wochenschrift* 49 (1): 4–10.
63. Von Wassermann A, von Hansemann D (1912b) Chemotherapie des Mäusekrebses. *Die Therapie der Gegenwart* 53 (1): 35–36.
64. Von Wassermann A (1913) Ueber die wissenschaftlichen Grundlagen der Serodiagnostik. *Münchener Medizinische Wochenschrift* 60 (24): 1331–1334.
65. Von Wassermann A (1914a) Analyse der Wirkung radioaktiver Substanzen auf Mäusekrebs. *Deutsche Medizinische Wochenschrift* 40 (11): 524–528.
66. Von Wassermann A (1914b) Über Seuchenbekämpfung im Kriege. *Zeitschrift für ärztliche Fortbildung* 11 (17): 532–541.
67. Von Wassermann A (1914c) Analyse der Wirkung radioaktiver

Substanzen auf Mäusekrebs. *Deutsche Medizinische Wochenschrift* 40 (11): 524–528.
68. Von Wassermann A (1914d) Die Seitenkettentheorie. In: Autorenkollektiv (Hrsg) Paul Ehrlich. Eine Darstellung seines wissenschaftlichen Wirkens. Festschrift zum 60. Geburtstage des Forschers. Verlag von Gustav Fischer: Jena, 134–150.
69. Von Wassermann A (1914e) Weltprobleme und medizinische Forschung. *Medizinische Klinik* 10 (7): 309–310 und (8): 352–354.
70. Von Wassermann A, Lange C (1914) Zur Frage des Entstehens der Reaktionsprodukte bei der Serodiagnostik der Lues. *Berliner Klinische Wochenschrift* 51 (11): 527–529.
71. Von Wassermann A (1915a) Paul Ehrlich †. *Deutsche Medizinische Wochenschrift* 41 (37): 1103–1106 und (38): 1135–1136.
72. Von Wassermann A (1915b) Typhus abdominalis als Kriegsseuche. *Zeitschrift für ärztliche Fortbildung* 12 (3): 65–76.
73. Von Wassermann A, Sommerfeld P (1915) Experimentelle Untersuchungen über die Wirksamkeit der Typhus- und Choleraschutzimpfung. *Medizinische Klinik* 11 (48): 1307–1310.
74. Von Wassermann A (1916) Experimentell-therapeutische Studien aus der Gruppe der Gasbranderreger. *Medizinische Klinik* 12 (17): 437–439.
75. Von Wassermann A (1917) Zur Frage der Zuverlässigkeit der Wassermann'schen Reaktion. *Berliner Klinische Wochenschrift* 54 (5): 105–107.
76. Von Wassermann A (1918a) Die Abortivbehandlung der Syphilis. *Zeitschrift für ärztliche Fortbildung* 15 (9): 225–229.
77. Von Wassermann A (1918b) Bemerkungen zur Frage der Herstellung eines Gasödem-Serums. In: Sanitäts-Departement des Königlich Preussischen Kriegsministeriums (Hrsg) Untersuchungen über Serumschutz bei Gasödem. Veröffentlichungen aus dem Gebiete des Militär-Sanitätswesens (Heft 68). Springer Verlag:

Berlin/Heidelberg: 46–52.
78. Von Wassermann A (1919) Medizinische Forschung und Volk. *Berliner Klinische Wochenschrift* 56 (4): 80–82.
79. Von Wassermann A (1921a) Neue experimentelle Forschungen über Syphilis. *Berliner Klinische Wochenschrift* 58 (9): 193–197.
80. Von Wassermann A (1921b) Immunität bei Tuberkulose. *Zeitschrift für Tuberkulose* 34 (7): 596–606.
81. Von Wassermann A, Ficker M (1922a) Über die Verwendung von frischem, unabgebautem Toxin zur Herstellung und Prüfung von Diphtherieantitoxin. *Zeitschrift für Hygiene und Infektionskrankheiten* 96: 1–16.
82. Von Wassermann A, Ficker M (1922b) Über die Rolle von Aktivatoren bei der Bildung von giftigen Spaltprodukten im Darminhalt. Auf Grund von Versuchen gemeinsam mit Dr. Kojima. *Klinische Wochenschrift* 1 (23): 1159–1160.
83. Von Wassermann A (1922) Ueber spezifische Lokaltherapie bei Furunkulose. *Münchener Medizinische Wochenschrift* 69 (16): 596–597.
84. Von Wassermann A (1923) Ueber experimentelle Grundlagen für eine spezifische Serodiagnostik auf aktive Tuberkulose. *Deutsche Medizinische Wochenschrift* 49 (10): 303–308.
85. Von Wassermann A (1924) Die Mikrobiologie und die Immunitätswissenschaft in den letzten 50 Jahren. *Deutsche Medizinische Wochenschrift* 50 (49): 1682–1686.

Abbildungsnachweis

Umschlag vorn: Privatarchiv Benjamin Kuntz
S. 4: Max-Planck-Institut für Biochemie, Martinsried
S. 12: Fitz 1992, S. 76
S. 13: Stadtarchiv Bamberg, Bildarchiv, Signatur BS 333 - H001 B004
S. 14: © Benjamin Kuntz, 2023
S. 16: Center for Research Libraries / Universitäts-Buchdruckerei von J. H. Ed. Heitz (Heitz & Mündel)
S. 17: Wellcome Collection, London, Signatur: M0012813
S. 21: Archiv des Robert Koch-Instituts, Signatur: 6104027a
S. 24: Archiv des Robert Koch-Instituts, ohne Signatur
S. 26: *Berliner Klinische Wochenschrift* 38 (7): 187, © Verlag August Hirschwald
S. 31: *Deutsche Medizinische Wochenschrift* 32 (19): 745, © Thieme Verlag
S. 33: Privatarchiv Benjamin Kuntz
S. 35: Privatarchiv Benjamin Kuntz
S. 36: Privatarchiv Benjamin Kuntz
S. 37: Privatarchiv Benjamin Kuntz
S. 38: Foto-Archiv Yad Vashem, Item ID: 14108263, Archival Signature: 15000/14108263
S. 41: © *New York Times* vom 22. Dezember 1911
S. 43: Bundesarchiv Bild 146-1986-077-22
S. 44: Verlag von August Scherl, *Die Woche* Jg. 1913, Heft 47, S. 2009
S. 48: *Bielefelder General-Anzeiger* vom 13. August 1913, S. 6
S. 50: Waller Collection, Universität Uppsala; https://www.alvin-portal.org, Alvin-Nr.: 39255
S. 54: Landesarchiv Berlin, Standesamt Berlin Nr. 3,

Sterbeurkunde Nr. 237 (Zweitregister) im Jahr 1925 [www.ancestry.com]

S. 55: *Vossische Zeitung* vom 17. März 1925 (Abendausgabe), abgerufen über das Zeitungsinformationssystem ZEFYS der Staatsbibliothek zu Berlin

S. 56: *Berliner Tageblatt* vom 20. März 1925 (Morgenausgabe), abgerufen über das Zeitungsinformationssystem ZEFYS der Staatsbibliothek zu Berlin

S. 59: Kunstauktionshaus Karl & Faber. Online unter: https://www.karlundfaber.de/de/auktionen/269/moderne-kunst/2690428/

S. 61: „Kazerne Dossin – Gedenkstätte, Museum und Dokumentationszentrum für Holocaust und Menschenrechte": https://kazernedossin.memorial/

S. 65: © Benjamin Kuntz, 2022

S. 68: © Benjamin Kuntz, 2024

S. 69: © *Deutsches Ärzteblatt* 97 (19): 60

S. 70: © Benjamin Kuntz, 2023

S. 93: Waller Collection, Universität Uppsala; https://www.alvin-portal.org, Alvin-Nr.: 39257

Danksagung

Für die vorliegende Jüdische Miniatur habe ich zahlreiche Archive und Bibliotheken aufgesucht bzw. kontaktiert. Wichtige Unterlagen fand ich im Bundesarchiv in Berlin, im Archiv der Max-Planck-Gesellschaft, im Archiv der Humboldt-Universität, im Leo Baeck Institute in New York, in der Israelischen Nationalbibliothek sowie im Universitätsarchiv Erlangen. Allen Mitarbeitenden dieser und weiterer Einrichtungen, die mir bei meiner Recherche geholfen haben, möchte ich herzlich danken. Ein besonderer Dank geht an Horst Gehringer, den Leiter des Bamberger Stadtarchivs, Jürgen Schraudner, den Leiter des Bildarchivs im Bamberger Stadtarchiv, und Martin Arieh Rudolph, den Ersten Vorsitzenden der Israelitischen Kultusgemeinde Bamberg.
Der Leitung des Robert Koch-Instituts (RKI) danke ich für die Übernahme des Druckkostenzuschusses, der Georg und Agnes Blumenthal-Stiftung für die gewährte Förderung meiner Recherchen. Georg Blumenthal, der 1913 bei August von Wassermann promoviert hatte, gehörte zu den zwölf jüdischen Mitarbeitenden, die 1933 das RKI verlassen mussten. Er überlebte Krieg und Verfolgung und kehrte nach 1945 ans RKI zurück. Aus seinem Erbe werden bis

heute serologische und immunologische Forschungsarbeiten am RKI finanziert.
Zu guter Letzt möchte ich mich bei Dr. Nora Pester und dem gesamten Team des Verlags Hentrich & Hentrich für die angenehme Zusammenarbeit sowie bei meiner Familie und meinen Freunden für jegliche Unterstützung und ihr Interesse an meiner Arbeit bedanken.

Berlin im Januar 2025,
Benjamin Kuntz

Über den Autor

Benjamin Kuntz
geboren 1985 in Vechta, ist Gesundheitswissenschaftler und Medizinhistoriker. Studium der Gesundheitswissenschaften an der Universität Bielefeld, wo er 2014 zum „Doctor of Public Health“ promoviert wurde. Seit 2011 arbeitet er am Robert Koch-Institut (RKI) in Berlin, seit 2023 als Leiter des Museums im RKI. Von 2020 bis 2022 war er zudem wissenschaftlicher Mitarbeiter am Institut für Geschichte der Medizin und Ethik in der Medizin an der Charité – Universitätsmedizin Berlin, zuletzt als Leiter der Geschäftsstelle des „GeDenkOrt.Charité – Wissenschaft in Verantwortung“. Zahlreiche Veröffentlichungen bei Hentrich & Hentrich, darunter die „Jüdischen Miniaturen“ über Gustav Tugendreich, Georg Peritz (zusammen mit Hans Michael Straßburg), Lucie Adelsberger, Kurt Huldschinsky, Lydia Rabinowitsch-Kempner (zusammen mit Katharina Graffmann-Weschke), Walter Blumenfeld (zusammen mit Andreas Jüttemann) und Julius Morgenroth. Gemeinsam mit Harro Jenss veröffentlichte er das Buch: „Frankfurter Charakterköpfe. Die Scherenschnitte der Rose Hölscher in 39 Biographien“.